新型农村合作医疗发展 15 年

中国医学科学院医学信息研究所　编

U0277014

中国协和医科大学出版社

图书在版编目（CIP）数据

新型农村合作医疗发展 15 年／中国医学科学院医学信息研究所编．—北京：中国协和医科大学出版社，2018.12

ISBN 978－7－5679－0762－1

Ⅰ.①新…　Ⅱ.①中…　Ⅲ.①农村－合作医疗－医疗保健制度－研究－中国　Ⅳ.①R197.1

中国版本图书馆 CIP 数据核字（2018）第 288294 号

新型农村合作医疗发展 15 年

编　　　者：中国医学科学院医学信息研究所
责任编辑：高淑英

出版发行：**中国协和医科大学出版社**
　　　　　（北京东单三条九号　邮编 100730　电话 65260431）
网　　址：www.pumcp.com
经　　销：新华书店总店北京发行所
印　　刷：中煤（北京）印务有限公司

开　　本：787×1092　1/16 开
印　　张：12.75
字　　数：260 千字
版　　次：2018 年 12 月第 1 版
印　　次：2018 年 12 月第 1 次印刷
定　　价：46.00 元

ISBN 978－7－5679－0762－1

（凡购本书，如有缺页、倒页、脱页及其他质量问题，由本社发行部调换）

新型农村合作医疗发展 15 年

专 家 组

成 员（按姓氏拼音排序）：

丁一磊　纪京平　李长明　李　珍　聂春雷

王禄生　吴明江

编 写 组

组　长：池　慧

副组长：李亚子

成　员（按姓氏拼音排序）：

郭珉江　李国垒　刘　阳　陆春吉　苏　曼

张芳源　张小娟　朱　坤　朱大伟

摘　　要

自 2003 年至今，新农合制度已正式建立 15 年。伴随着我国改革开放过程中经济社会的迅猛发展，新农合制度从诞生、发展到成熟，经历了理论与实践的层层碰撞，成为独具中国特色的农村医疗保障制度。2018 年，国家医疗保障局成立，决定于 2019 年全面启动统一城乡居民医保制度工作，我国农村医疗保障面临新的发展形势。本书通过对新型农村合作医疗制度的建设背景、发展历程、制度成效及特色手段进行较为全面的梳理，揭示了新农合发展的历史过程，进而从乡村振兴战略角度思考我国农村居民医疗保障制度的未来发展方向。全书共分为 4 个部分，分别展示了新农合的制度成效、制度建设、信息化做法以及对未来发展的思考。

第一部分围绕新农合制度的历史背景以及主要成效展开。首先回顾了集体所有制经济体制下合作医疗制度的产生、特征与存在的意义，进而阐述重构农村合作医疗制度的发展历程。在经济社会制度变迁背景下，本章从多角度展示了新农合制度建立以来所产生的成效，包括制度覆盖水平、筹资水平、补偿水平等相关指标的变化情况；另一方面展示了制度框架的不断完善，包括扩展重大疾病保障制度、实施大病保险制度、扩大医疗保障范围、推进全国新农合异地就医联网结报等重大举措，同时衔接精准扶贫政策、医疗救助制度、分级诊疗制度，助力三医联动。最后从国际视角展示新农合制度产生的积极影响。

第二部分重点呈现新农合制度的架构与特色。首先介绍了新农合制度筹资和补偿特色。然后介绍了新农合发展过程中加强对重点人群保障的探索，包括主要通过按病种二次补偿为重大疾病患者提供精准保障和主要通过按金额进行二次补偿的大病保险制度。同时探讨了新农合与医疗救助制度紧密衔接，通过形成不同的保障层次，共同响应精准扶贫的主要做法。在此基础上，新农合通过支付方式改革，提升了基金使用绩效。最后，系统总结了新农合制度在经办管理、人才培养、服务内容和基金财务等方面探索的创新手段，包括探索商业保险机构参与新农合经办服务，探索引入互联网技术优化服务流程，发挥专家力量推动基层新农合工作开展，发挥中医药特色优势，建立专有基金财务制度保障基金安全等。

第三部分聚焦新农合信息化建设，着重探讨新农合在提高制度管理效率的特色做法。从县、市到省和国家平台建设，各级别、各省份网络的全联通，到 Web2.0 技术、移动互联网技术和智能化技术等先进信息技术的引入，新农合实现了业务管理和办理的数字化，基金监管智能化，拓展出即时结报、微信支付、移动在线转诊等特色服务，并通过微信公众号、微博、网络咨询等方式实现了管理者与民众的互动，打通了信息沟通渠道，提升了信息服务质量。

第四部分立足于当前乡村振兴战略的实施，以整合基本医疗保障制度、建设多层次医疗保障体系为背景，探讨农村医疗保障制度的发展方向。从时代背景出发，分析农村医疗保障制度应当具备的特征。通过对农村居民医疗保障制度进行动力分析，总结了以乡村振兴战略、财政制度、体制变革为外部动力和农民保险意识、农民医疗服务需求和农村卫生事业发展为内部动力相互作用的机制和路径。最后对基本医保制度整合背景下健全农村居民医疗保障体系进行思考。以新农合既有的经验为基础，重点探讨了制度设计所应遵循的原则、层次性、适度性、多元化、利益相关者的分工职责、制度的实施路径以及相应地保障机制等。希望能够为新组建的国家医疗保障局在优化农村居民医疗保障体系方面提供参考建议。

前　言

　　健康是人类社会永恒不变的追求，全球各国在推进健康事业发展中都将提供及时、高效、可负担的健康服务作为重要的努力方向。通过医疗保障制度分散疾病经济风险是各国保证人民享有方便、可及健康服务的重要手段。作为一个农业人口众多的国家，合作医疗制度为我国农村卫生事业探索了一条独特的道路。随着社会经济体制的变迁，合作医疗由松散的合作共济形式发展到具有社会保障性质的新型农村合作医疗制度，保障了占我国比重最大的农民这一社会群体的健康需求，也促进我国农村卫生事业的发展呈现勃勃生机。

　　回首传统合作医疗制度的发展历程，其萌芽于1938年陕甘宁边区创立的保健合作社和1939年创立的卫生合作社；发展于20世纪60~70年代农业合作化时期，并在70年代末期覆盖率超过了90%。传统合作医疗制度以集体经济为基础进行筹资，农村居民通过缴纳少量的预防保健费享受预防保健和基本医疗服务费用部分分担的福利，传统合作医疗制度的建立，促使我国农村基层医疗卫生机构得以快速健全，被世界银行评价为"发展中国家解决卫生经费的唯一范例"。随着20世纪80年代改革开放和社会经济的发展，以集体经济为主的农村经济体制发生了变化，传统合作医疗制度开始大面积解体，到1989年村覆盖率仅为4.8%，农村预防保健工作薄弱，农民失去了最基本的医疗保障，健康状况受到严重影响，农村居民医疗保障难以与社会经济发展相适应，难以满足农民对医疗卫生需求的增长。1996~2000年，国务院组织力量对农村卫生体制进行调查，以探索建立多种形式的农民健康保障办法，调研形成了《关于农村卫生改革与发展的指导意见》。

　　2002年10月，中共中央、国务院《关于进一步加强农村卫生工作的决定》明确了逐步建立大病统筹为主的新型农村合作医疗制度，2003年1月，原卫生部、财政部、农业部共同颁发了《关于建立新型农村合作医疗制度的意见》，新型农村合作医疗试点工作在全国陆续展开，并于2008年实现全覆盖目标。2010年，为进一步缓解农村居民重大疾病经济负担，开展了农村儿童重大疾病医疗保障试点，提高了重大疾病保障水平。2012年，开展了城乡居民大病保险工作，采取向商业保险机构购买大病保险的方式进行经办。2015年实施大病保险制度结合精准扶贫政策，进一步提升了贫困人群等重点人群的受益程度。2016年，全国开始实施新农合异地就医联网结报，方便农民工、"双创"人员、在外长期居住人员以及大病外出人员异地就医报销。一路走来，卫生与财政、发展改革、农业、药品监管、教育等多部门合力推动新农合制度的发展，在各级政府、卫生管理人员、基层工作人员的艰苦努力和广大农民的参与下，新农合制度从无到有，解决了9亿农民的基本医疗保障问题，极大地促进了基层医疗卫生体系的发展，成为世界上规模最大的农村医疗保障制度，为我国迈入"全民医保"时代奠定了坚实的基础。

我国农民人口众多、分布广泛且收入水平较低、收入来源不固定，新农合制度在其费用征缴、服务内容、保障水平、监督管理等方面具有独特发展轨迹。因此，其创立之初走的就是一条中国特色的适合农民就医需求的"不寻常之路"。在筹资方面，坚持政府主导，一方面以各级政府出资为主，另一方面实行按家庭筹资，保证了农民参与的积极性；在服务内容方面，兼顾基本医疗与公共卫生服务，确保防治结合；在支付政策方面，坚持差异化支付，优先选择基层医疗机构，并在有限筹资水平的基础上不断探索支付方式改革，提高基金使用效率；在监督管理方面，充分利用行政监管与群众监督相结合的办法，并运用信息系统实现智能审核，提升了基金保障的安全性。这些举措巩固了新农合制度，提高了新农合风险分散能力；与医药卫生体制改革紧密结合，进一步强化了制度运行的稳定性和可持续性。

2016年，全国卫生与健康大会提出要把人民健康放在优先发展的战略地位；《"健康中国2030"规划纲要》提出推进健康中国建设，健全医疗保障体系；国务院发布《关于整合城乡居民基本医疗保险制度的意见》，明确要求推进城镇居民基本医保和新农合制度整合，逐步在全国范围内建立起统一的城乡居民基本医保制度。为统筹医疗保障体系的管理，2018年，党的十九大三中全会通过的《深化党和国家机构改革方案》，决定组建国家医疗保障局，统一管理基本医疗保险以及药品和医疗服务价格。在"健康中国"建设新时代，人民日益增长的美好生活需要和不平衡不充分的发展之间的矛盾在卫生健康和医疗保障领域表现得尤为突出。全民医保体系的构建和乡村振兴战略的实施，需要对新农合的工作成就和经验教训进行总结，尤其是新农合以政府为主导，以大卫生、大健康为理念开展的分级诊疗、精准扶贫等一系列制度整合举措，对于未来农村居民医疗保障政策设计具有重要参考价值。新型农村合作医疗制度实施15年来，凝聚了政府、学者、群众、医务人员等各界人士的伟大智慧，其积累的宝贵经验对我国未来农村医疗保障事业的发展具有借鉴意义。

本书用通俗易懂的语言向社会各界展示我国新型农村合作医疗制度发展的历史和取得的成果，为我国全民医保体系建设提供参考。本书引用的主要数据来自于《新型农村合作医疗信息统计手册》《国家卫生计生委统计年鉴》和《中国社会保险发展年度报告》等。因篇幅有限和编者自身能力及认识的局限，难免存在遗漏和不足，诚挚希望各界读者提出宝贵的意见和建议。

编写组

2018年8月

目 录

第一章

新农合制度：通往中国
特色全民医保发展之路

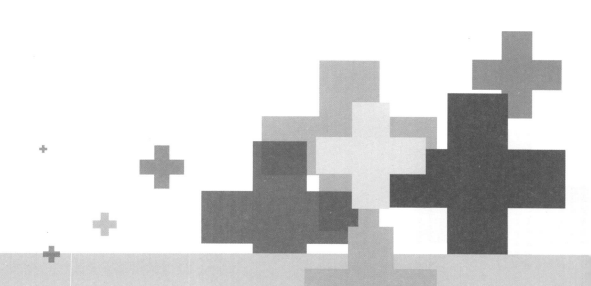

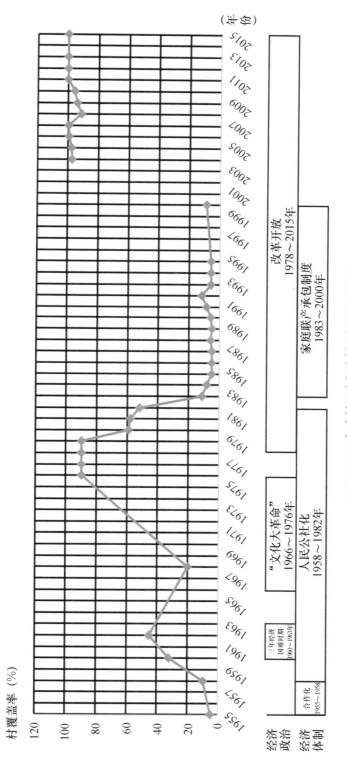

1955~2015 年农村医疗保障制度村覆盖率情况

注：具体内容参见第一章第一节　合作医疗制度的变迁

第一节

农村医疗保障制度的变迁

"田家少闲月，五月人倍忙。夜来南风起，小麦覆陇黄。妇姑荷箪食，童稚携壶浆，相随饷田去，丁壮在南冈。"白居易的一首《观刈麦》生动地刻画了古代麦收时节农民辛勤耕作的农忙景象，也是几千年来农民生活的真实写照。作为历史悠久的农业大国，农民群体一直占据我国人口的大多数，在封建社会、抗战时期以及新中国成立以来为我国的社会经济发展贡献了巨大力量。为农民提供基本医疗保障，不仅关系到我国国民的健康素质问题，也关系到社会稳定和长期经济发展。伴随着国力增强和经济体制变革，我国先后建立了传统农村合作医疗和新型农村合作医疗制度。农村医疗保障制度经历了由"自发"到"自治"，由"集体"到"国家"的变迁，在历史前进的浪潮中走出一条独具特色的发展之路。

一、合作医疗的"前世今生"

（一）集体经济基础上发展起来的合作医疗制度

新中国成立之后，为了迅速改变一穷二白的经济现状，国家采取了通过工农业产品交换的"剪刀差"方式，来实现原始积累，从而推动工业发展，也推动了我国城乡二元结构的形成。从 20 世纪 50 年代中期开始，中国以户籍制度为基础，配套粮食统购统销制度、人民公社制度和劳动就业制度，建立起一套城乡区别对待的社会制度[1]。与城市里城镇职工拥有公费医疗和劳保医疗制度不同，农民在建国初期主要采取家庭式的自我保障[2]。由于农村生产力极其落后，收入水平低下，缺医少药、疾病流行、诊治困难等问题相当普遍。

1953 年，我国开始进行"社会主义改造"，实现了由生产资料私有制转变为社会主义公有制的改进，初步建立起社会主义的基本制度，为合作医疗制度的产生奠定了物质基础。与此同时，政府采取了自上而下逐步推进的方式建设农村卫生服务体系，一方面分别在县、乡开设县医院、卫生院、卫生所等医疗服务机构，另一方面组织和培训农村赤脚医生参与

1　刘守英，曹亚鹏. 中国农民的城市权利 [EB/OL]. http://www.aisixiang.com/data/108772.html[2018-01-15].

2　李和森. 中国农村医疗保障制度研究 [D]. 山东大学，2005.

疾病防治，扩大农村卫生服务人员队伍[1]。这些建设在一定程度上促使农村基本医疗服务可获得。在这种背景下，为了降低患病的经济风险，和享受便捷的医疗服务，农民自发将互助合作的理念和合作社组织从生产领域运用到了医疗卫生领域，产生了农村合作医疗的雏形。

1955 年，山西省高平县米山乡依托早前建立的联合诊所成立了联合保健站，社员自愿缴纳"保健费"，缴费的社员可享受减免"挂号费、出诊费和注射费"的政策，同时保健站通过提取部分生产合作社公益金和医疗业务收入维持日常运营，形成了"集体补助＋社员共济"的医疗服务模式。随着人民公社化运动的开展，依托集体经济组织的农村卫生服务网络迅速建立，并通过政府和集体经济的补偿维持了较低的医疗服务价格，在保证农村居民医疗服务经济可及的同时，也给传统合作医疗制度以农民可负担的筹资水平购买医疗服务奠定了基础。1959 年 11 月，原卫生部在稷山县召开全国农村卫生工作现场会议，会后原卫生部党组向中央上报《关于全国农村卫生工作山西稷山现场会议情况的报告》，并将《关于人民公社卫生工作几个问题的意见》作为报告附件上报中央，得到中央的认可，并转发了文件，要求各地参照执行。从而"合作医疗"便成为我国农村医疗保障制度的主要代名词。

传统合作医疗从我国国情出发，面对当时 3 亿多农民无医疗保障的社会现实，是对农村医疗保障发展的一种探索。但是，由于其筹资来源和医疗服务体系的不稳定性，以及政策设计的不充分等问题，其制度发展几经大起大落。1960 年在严重自然灾害时期，国民经济的困境使得部分地区合作医疗制度失去了集体经济的支持，发展受挫出现回落，到 1964 年村覆盖率下降到 30% 以下，如图 1-1-1 所示。

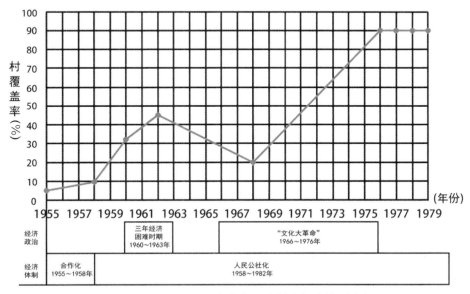

图 1-1-1　1955～1979 年合作医疗制度行政村覆盖率

1　陈竺，张茅. 中国新型农村合作医疗发展报告 [M]. 人民卫生出版社，2013.

1968 年 12 月 5 日，经毛泽东批示同意，《人民日报》在头版头条发表了题为《深受贫下中农欢迎的合作医疗制度》的调查报告，介绍了湖北省长阳县乐园公社的合作医疗制度建设经验。这一事件又一次唤醒了各地开展合作医疗的热情，制度迅速铺开，传统合作医疗发展达到高峰，到 1979 年，传统合作医疗已经覆盖了 90% 以上的村庄，被世界卫生组织认为是"发展中国家解决卫生经费的唯一范例"[1]。

（二）转型时期农民医疗保障的困境与探索

1978 年，党的十一届三中全会开启了改革开放历史新时期。由计划经济向市场经济的转变使社会事业的各个方面都开始了新的探索，农村的经济体制和社会状况发生了显著的变化。由于农村开始实行家庭联产承包责任制，依靠集体经济支撑的合作医疗制度的经济基础日益薄弱，筹资的持续性和充足性失去了赖以支撑的基础；农村各类医疗卫生机构也面临着市场化、营利化的转型，医疗费用快速增长，以低水平筹资为特点的合作医疗制度的支付能力愈发不足，这从客观上阻碍了制度的可持续发展。与此同时，经济体制转型伴随的思想解放，让各方对传统合作医疗制度的性质、地位和作用产生了不同的认识。由于缺乏政策的有力支持，传统合作医疗制度大面积解体，1978 ~ 1989 年，短短十年间，合作医疗的行政村覆盖率就下降到 4.8%，如图 1-1-2 所示。更为严重的是，这十年间，三层卫生服务网亦衰落，导致农村公共卫生、预防保健工作明显削弱，传染病、地方病死灰复燃，农民健康水平急剧下降。医药费用不断上涨，与农民经济收入水平不相适应，缺乏医疗保障的农民普遍出现看不起病，不敢看病的现象。

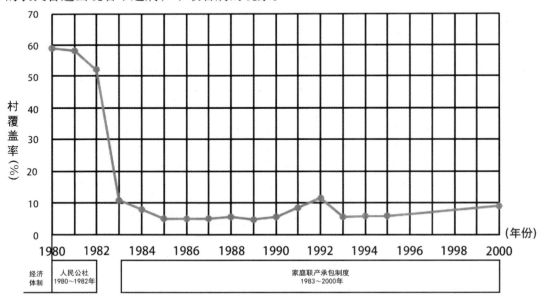

图 1-1-2　1980 ~ 2000 年合作医疗制度行政村覆盖率

1　张自宽，赵亮，李枫. 中国农村合作医疗 50 年之变迁 [J]. 中国卫生，2006，26（3）：42-44.

鉴于此，国家和地方在不同层次开展如何有效提供农村医疗保障的探索。

1993 年，中共中央在《关于建立社会主义市场经济体制若干问题的决定》中，提出要"发展和完善农村合作医疗制度"。随后，卫生部开展了大量的试点和跟踪调研，为农村合作医疗制度的重建提供思路。

1997 年 1 月，中共中央、国务院颁发了《关于卫生改革与发展的决定》（中发 [1997] 3 号），要求"稳妥地发展和完善农村合作医疗制度，举办合作医疗，要在政府的组织和领导下，坚持民办公助和自愿参加的原则，筹资以个人投入为主，集体扶持，政府适当支持。"同年 5 月，国务院批转了原卫生部、国家计委、财政部、农业部、民政部《关于发展和完善农村合作医疗的若干意见》，进一步强调了农村合作医疗由农民个人缴纳费用为主，乡、村集体经济的投入在农村合作医疗中起到扶持作用。农民自愿缴纳的农村合作医疗费用，属于农民个人消费性支出，不计入乡统筹、村提留[1]。

这些政策一定程度上促进了合作医疗制度的恢复，1997 年，制度的村覆盖率重新回到两位数，在上海、江苏、广东、浙江、山东等农村经济比较发达的沿海地区，一度达到 20%。然而由于制度的筹资问题和支付问题没有很好地解决，覆盖率一直在低位徘徊。

（三）"合作医疗制度"跨世纪的重新登场

20 世纪 90 年代后期到 21 世纪之初，住院病人人均医疗费用已经超过农村居民人均年收入，二者之间的差距逐步拉大，同时由于农村医疗保障制度仍然大范围缺失，农村居民看病就医再次陷入"救护车一响，一年猪白养"的困境，因病致贫、因病返贫成为农村的突出社会问题。1998 年农村贫困户中因病致贫、因病返贫的比例为 21.6%，到 2003 年上升到 33.4%，贫困地区甚至达到 50% 以上[2]。不仅如此，高昂的医疗费用也让农民变得有病不敢就医。卫生服务调查数据（图 1-1-3）显示，1993 年农村地区应就诊未就诊的农民比例为 33.7%，到 2003 年这一比例升为 45.8%。面对高昂的医疗经济风险，大多数农民无奈地选择了"小病拖，大病扛"，严重影响了农村人力资本的质量。2000 年，世界卫生组织进行的各成员国卫生筹资与分配公平性评估排序中，中国位列第 188 位，在 191 个成员国中排名倒数第 4。重建农民医疗保障制度的需求达到了新的高点。

进入 21 世纪，改革开放已经取得了阶段性成果，我国的综合国力持续增强，2000 年国内生产总值达到 9.9 万亿，是 1978 年的 27 倍。同时，党和政府的执政理念发生了转变，从高度重视经济建设逐渐向各方面均衡发展，走科学发展的道路，各级党委、政府对"三农"问题日益重视。从全面建设小康社会和实现卫生公平性的要求出发，建立农村基本医疗保障制度势在必行。

---

1 于德志. 新型农村合作医疗制度 [M]. 人民卫生出版社，2013.

2 金音子，孟庆跃. 新型农村合作医疗制度实施 10 年发展概述 [J]. 中国初级卫生保健，2014，28（6）：20-22.

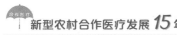

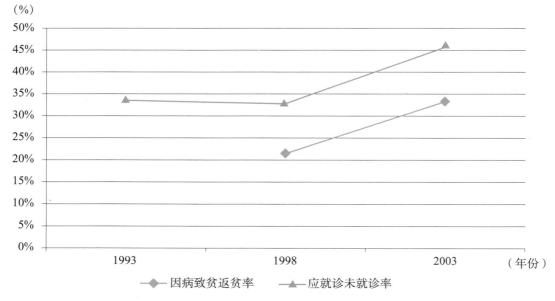

图 1-1-3　1993～2003 年农村居民医疗服务利用及因病致贫返贫情况

　　2000 年初，原国务院体改办会同原卫生部、原农业部进行了农村卫生联合调研。根据调研结果和当时形势，2001 年发布了《国务院办公厅转发国务院体改办等部门关于农村卫生改革与发展指导意见的通知》（国办发〔2001〕39 号）。2002 年初中央农村工作会议明确指出，"党中央、国务院决定以后每年新增教育、卫生、文化等事业经费，主要用于农村，逐步缩小城乡社会事业发展的差距。把改善农村卫生环境，解决农民看病难的问题，作为农村卫生工作的重点。"

　　2002 年 10 月《中共中央国务院关于进一步加强农村卫生工作的决定》（中发〔2002〕13 号）发布，明确提出"到 2010 年，在全国农村基本建立起适应社会主义市场经济体制要求和农村经济社会发展水平的农村卫生服务体系和农村合作医疗制度。""实行农民个人缴费、集体扶持和政府资助相结合的筹资机制。农民为参加合作医疗、抵御疾病风险而履行缴费义务不能视为增加农民负担。"2003 年 1 月，原卫生部、财政部、农业部发布《关于建立新型农村合作医疗制度的意见》，正式建立新型农村合作医疗制度（简称新农合）。新农合制度的建立是政府首次在农村医疗保障上承担起主要责任，在中国社会发展史上具有划时代的意义。

二、新型农村合作医疗制度成长之路

（一）2003～2008 年：制度在探索中基本建成

　　新农合最初的五年间，制度框架在探索中基本建成，整体发展轨迹主要表现出以下特点：

1. 新农合政策体系框架初步建成

2003 年，新型农村合作医疗试点工作在全国陆续展开。各地开展基线调查，因地制宜制订试点方案。最终确定浙江、湖北、云南和吉林等四个试点省，并在其中各选取 1 个县作为全国的试点来抓。通过试点，一些地方在较短的时间内，探索出比较好的做法，积累了一定的经验。例如，湖北省在新型农村合作医疗基金管理方面，通过省级招标确定代理银行，实现资金收支两条线。当然，其中试点工作也反映出一定的问题，需要进一步研究明确。

为做好试点工作，国务院新型农村合作医疗部际联席会议召开了专家座谈会，研究拟订了《关于进一步做好新型农村合作医疗试点工作的指导意见》（国办发〔2004〕3 号），民政部、原卫生部、财政部印发了《关于实施农村医疗救助的意见》（民发〔2003〕158 号），食品药品监管局、发展改革委、原卫生部等拟订了《关于加强农村药品监督管理工作的意见》（国食药监市〔2004〕75 号），并召开全国新型农村合作医疗试点工作会议。会议上，吴仪副总理要求各方充分认识建立新型农村合作医疗制度的重要性、长期性和艰巨性；同时高度重视，满腔热情，积极稳妥，扎扎实实地开展新型农村合作医疗试点工作。

2005 年，保监会发布《关于完善保险业参与新型农村合作医疗试点工作的若干指导意见》（保监发〔2005〕95 号），探索政府与保险行业的合作，共同推动新农合政策的落实；2007 年，原卫生部发布《关于完善新型农村合作医疗统筹补偿方案的指导意见》（卫农卫发〔2007〕253 号），规范统筹模式、使用基金、补偿范围等原则性要求，监督各地制订合理的补偿方案；2008 年，财政部、原卫生部共同发布《财政部卫生部关于印发新型农村合作医疗基金财务制度的通知》（财社〔2008〕8 号），建立专有新农合基金财务制度，规范基金运行。

新农合信息化建设与制度建设同步进行，2005 年至 2008 年，原卫生部先后发布《新型农村合作医疗信息系统基本规范（试行）》（卫办农卫发〔2005〕108 号）的通知，《关于新型农村合作医疗信息系统建设的指导意见》（卫农卫发〔2006〕453 号）和《新型农村合作医疗管理信息系统基本规范 <2008 修订版 >》（卫办农卫发〔2008〕127 号），建立并逐步完善新农合信息化体系。

2. 新农合制度管理和运行机制逐步形成

2004 年，新型农村合作医疗制度的管理和运行机制开始形成。2005 年，初步建立起新农合制度运行机制。2007 年，新农合制度运行机制基本形成。

2004 年，各地区在试点工作组织管理、筹资机制、基金管理与使用、医疗救助、卫生服务机构监管等方面，初步探索出行之有效的做法，并逐步完善规范、健全和完善，为全面建立新型农村合作医疗制度积累了经验，奠定了基础。

2005 年，新农合试点地区纷纷成立省级协调领导小组和专家技术指导组，2/3 以上的省份设立了专门的管理机构或管理中心，各试点县（市）都建立了合管办，并逐步规范工作制度，形成了比较完整的组织管理体系；在资金筹集上，各试点地区以县（市）为统筹单位，按照农民个人、集体、地方财政和中央财政共同分担的要求筹集资金；在基金管理上，普遍采取卫生部门经办，财政部门审核，在商业银行或信用机构建立专户储存支付的办法，做到了钱账分离、封闭运行。有的地方积极探索"管办分离"的模式，还有的地方建立了财政监管、设计和社会监督制度，强化了对基金的监督；在医疗服务和补偿包销商，各试点县（市）普遍确定了不同层次的定点医疗机构，采取了不同形式的补偿方式和简便合理的报销结算办法。

到 2007 年，新农合制度基本建成从中央到地方由政府领导，卫生部门主管，相关部门配合，经办机构运作，医疗机构服务，农民群众参与的管理运行机制；建立了以家庭为单位自愿参加，以县（市、区）为单位统筹，个人缴费、集体扶持和政府资助相结合的筹资机制；形成了符合各地实际的统筹补偿方案，建立了参合农民在本县（市、区）范围内自主选择定点医疗机构就医，现场结报医疗费用的结算报销办法；建立了有关方面和农民参与的以基金运行、审核报付为核心的监管制度；形成了医疗服务、药品供应等方面的规范，建立了与新农合制度相互衔接、互为补充的医疗救助制度。

3. 社会基础逐步夯实

自 2003 年试点工作开展后，试点地区农民获得了实实在在的好处。各地逐步将慢性病和住院分娩等纳入报销范围。农民医疗负担有所减轻，看病就医率有所提高，小病拖、大病捱的情况有所减少，因病致贫、因病返贫的状况有所缓解。同时，广大农民群众的卫生保健意识和健康风险意识明显增强，互助共济意识和民主参与监督意识得到培育。随着新农合覆盖面的扩大，新农合逐步受到农民欢迎，社会各界认可，建立了比较好的社会基础。

截至 2008 年，全国 2729 个有农业人口的县（市、区）全部覆盖了新农合制度，覆盖人口达到 8.91 亿人，参合率达到 91.53%；受益面继续扩大，补偿农民 5.8 亿人次。

4. 新农合带动农村医疗卫生服务事业发展

新农合制度的建立，带动农村医疗机构服务条件有所改善，医护人员队伍建设有所加强。

（1）根据建立新型农村合作医疗制度的需要，许多省份加快了乡（镇）卫生院上划县级卫生行政部门管理的步伐。例如，云南省各级政府 2003 年投入 1.12 亿元，为 580 个乡（镇）卫生院和 1587 个村卫生室改善基础设施条件；浙江省的许多乡（镇）卫生院转变服务方式，实行"驻村医生制"和"社区责任医师制"；河南省乡（镇）卫生院院长中有 279人是公开竞聘选拔的，另有 200 多人是下派任职的；各地区试点县（市）医疗机构选派进修的医护人员数量明显增加。

（2）新农合制度注重落实配套措施，结合中央和地方各级政府加大对农村公共卫生和医疗服务体系建设的投入，新农合制度与医疗救助制度、加强医疗服务机构和医疗服务队伍建设、改善药品供应监管等协调推进。例如，2005 年，吉林省敦化市通过深入调查研究，确定了 5700 多名医疗救助对象，除资助他们参合外，对其中住不起院、确无能力支付医药费的，从医疗救助资金中给予补助，很好地解决了贫困农民看不起病的问题；山东宁阳县、河南新乡市等地通过优化医疗网点布局、实行技术力量下沉和网上转诊、远程会诊等措施，初步做到"小病不出村，常见病不出乡，大病不离县"，较好地解决了参合农民就医难的问题。

（3）新农合制度为政府卫生资金的有效投放提供了制度平台。新农合制度下参合农民享受的医疗保障补偿一部分来自政府投入，且是直接补给"需方"——参合农民。这一方面激活并释放了农民的医疗需求，另一方面，新农合统筹补偿方案引导农民到乡村一级的医疗机构就医，快速增长的医疗服务工作量带动了医疗卫生资源逐步向广大农村医疗机构"下沉"，有效地激活了农村医疗机构并促进其良性发展。

5. 制度建设逐步完善

2003～2008年处于新农合制度探索起步时期，其建设过程中取得了一定的成效。如图1-1-4显示，2004～2008年新农合试点运行过程中，县覆盖率逐渐提升，在2008年达到全覆盖；历年筹资总额不断提高，同时，当年基金支出额度不断增加；基金使用率较为平稳。但是，建设过程中不同阶段存在一些需要解决的问题。例如，2003年开始推广新农合制度之初，有的地方认识不足，对政策的贯彻落实情况不符合预期；多数地方未能建立起合理的农民缴费机制，一些地方基金未能封闭运行；一些农村医疗机构服务不规范，药品价格不合理；合作医疗的管理能力有待提高等。为此，国务院、原卫生部、各地政府、农合管理部门等通过召集不同层次、不同主题的会议，总结试点成效与经验，及时以规范性文件固定下来；发现不足与短板，做好及时调整做法的工作；通过加强前瞻性研究，不断解决推进过程中遇到的新问题，全面推进新农合的持续发展。

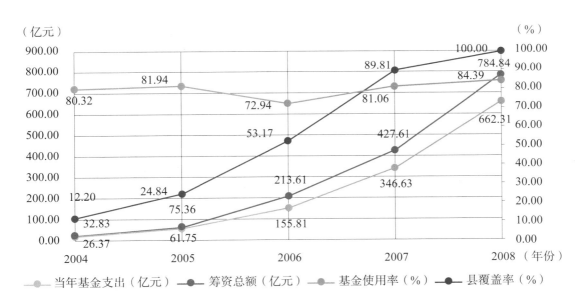

图1-1-4 2004～2008年新农合试点运行主要成效

（二）2009～2018年：制度不断完善与创新

2009年2月，原卫生部发布《关于印发2009年农村卫生工作要点的通知》（卫办发

〔2009〕15号）布置年度具体工作，决定推动门诊统筹、农业人口较少地区地市级统筹和新农合与城镇居民医保相衔接等三个试点有序进行。之后，相继出台的《关于深化医药卫生体制改革的意见》（中发〔2009〕6号）、《国务院关于印发医药卫生体制改革近期重点实施方案(2009~2011年)的通知)》（国发〔2009〕12号）等，要求抓好五项改革，全面实施新型农村合作医疗制度，逐步提高政府补助水平，适当增加农民缴费，提高保障能力。新农合制度在基本上实现了人口全覆盖后，开始向提高保障水平和提升管理效率等方向发展。

1. 筹资稳步增长，保障日益提高

新农合制度的基金主要来源是各级政府的财政资金投入，占到新农合基金总额的80%左右。其次是参合农民的缴费与其他一些社会团体出资，占到总额的20%。自新型农村合作医疗实施以来，中央和地方财政支持力度不断加大。

随着医疗体制改革的深化，新农合制度也从建设之初的"青涩"走向"成熟"。原国家卫生计生委深入实际，考虑了国家财政现状、各地年度财政差异、人均收支水平等多种因素的基础上，制定出越来越完善和细致的新农合工作指导文件。住院费用和门诊费用报销比分别提升并稳定在75%和50%；人均补助标准逐年提高，由建设之初提升至420元；要求重大疾病的总补偿比例不低于90%，切实减轻了22种大病的参合患者的家庭医疗负担，如表1-1-1所示。

表1-1-1 国家卫生健康委员会历年文件保障水平和报销范围的逐年变更

文件年份	住院费用	门诊费用	人均补助标准	报销范围变化
2011年	70%	统筹保底35元，力争40元	200元	重性精神疾病服药费用纳入报销；9类残疾人康复项目纳入报销
2012年	75%	人均门诊统筹基金达到50元	240元	大病保障继续巩固儿童白血病、先天性心脏病保障，推开终末期肾病、妇女乳腺癌等6种类大病的保障工作。同时，优先将血友病、慢性粒细胞白血病等12个病种纳入大病保障范围
2014年	75%	50%	320元	巩固20个病种的大病保障工作基础上，将儿童苯丙酮尿症和尿道下裂纳入大病保障范围
2015年	75%	50%	380元	打通基本医保和大病保险经办服务通道
2016年	75%	50%	420元	加强基本医保、大病保险、医疗救助、疾病应急救助等制度衔接
2017年	75%	50%	450元	扩大纳入支付的日间手术范围，将符合条件的住院分娩费用纳入报销范围，将符合条件的养老机构内设医疗机构和社会办医疗机构按规定纳入定点范围。积极推进对高血压、糖尿病、严重精神障碍等慢性疾病实施按病种定额付费等有别于普通门诊的慢性病补偿政策

在新农合启动阶段，中央财政对居住在中西部农村地区每位新农合参加农民提供 10 元的医疗补贴，同时规定地方财政对每位参合农民的医疗补贴不得低于 10 元。到 2008 年，中央财政的医疗补贴提高到人均 40 元，地方财政的补贴数额也增加到人均至少 80 元。到 2018 年，各级财政对每位参合农民补助已达到 490 元。随着人均补贴的不断提高，新农合参合率、受益人数和报销比例均有较大幅度的增加。表 1-1-2 显示，从 2008 年到 2015 年，新农合参合率从 91.5% 上升至 98.78%，住院受益人次从 5.85 亿人次上升到 16.53 亿人次，制度建设呈现稳中向好的局面。

表 1-1-2　我国新农合参合率以及受益人次

年份	2008	2009	2010	2011	2012	2013	2014	2015
参合率（%）	91.5	94.2	96.0	97.5	98.3	99.0	98.9	98.8
受益人次（亿人次）	5.85	7.59	10.87	13.15	17.45	19.42	16.52	16.53

数据来源：全国新型农村合作医疗运行情况通报（2008～2015 年）

从补偿方面来看，新农合制度实行分层的补偿标准，从而促进就医向下流动。乡镇卫生院的报销比例可达到 70%～85%，县级定点医院的报销比例一般是 60%～75%，县级及以上一般为 50%～65%。随着新农合筹资水平的增长，基金支出也逐年上升，意味着人民保障水平的逐步提高，表 1-1-3 显示，基金支出总额由 2008 年的 662.30 亿元增加到 2015 年的 2890.4 亿元。

表 1-1-3　我国新农合基金筹集和支出情况

年份	2008	2009	2010	2011	2012	2013	2014	2015
当年基金筹资总额（亿元）	784.58	944.35	1308.33	2047.56	2484.70	2972.48	3025.28	3196.34
人均筹资（元）	96.30	113.36	156.60	246.21	308.50	370.59	410.89	490.00
当年基金支出总额（亿元）	662.30	922.90	1187.80	1710.19	2408.00	2908.00	2890.40	2993.48

数据来源：全国新型农村合作医疗运行情况通报（2008～2015 年）

2. 服务方便快捷，效率逐步提升

新农合制度的全面普及，为日常业务工作带来了新的挑战。由于参合人员的增加和业务的全面开展，合作医疗管理经办工作业务量大幅增加，对业务系统数据的准确性、及时性以及数据的深度挖掘提出了更高要求；与此同时，个人、集体和政府多方筹资方式，县（市）进行统筹核算的管理方式，为新农合管理工作增加了不少难度，导致以往依靠单纯的手工与半手工业务操作的传统工作模式面临了一系列难题[1]。各地新农合经办机构开始着手开展信息化建设，以提升各项服务的方便快捷程度。截止 2014 年底，我国各统筹地区内部基本实现了信息化管理和医疗费用的即时结报；20 多个省份建立了与省市级医疗机构、县级新农合信息平台互联互通的省级信息平台，实现了省内新农合运行管理、基金监管、辅助决策等功能，部分省份如安徽、湖南、湖北、河南、海南等省份还实现了省内医疗机构的即时结报。2011 年国家新农合信息平台建设完成，为实现全国新农合运行监控、决策支持和跨省就医管理奠定了基础[2]；2017 年国家新农合跨省就医结算信息系统正式上线提供服务，实现了"区内－省内－跨省"全境内异地就医直接结算，经办管理效率得到极大提升。

第二节

新农合"从 0 到 1 全面覆盖"

新农合制度从试点探索到全面覆盖，成为覆盖我国农村居民的基本医疗保障制度，其覆盖地区不断扩大，覆盖人数逐步提升，直至全面覆盖，并且其制度内涵的日益丰富，真正实现了从 0 到 1 的蜕变。

一、制度覆盖面逐步扩大

（一）从 2003 年试点到 2008 年实现全覆盖

建立和发展新型农村合作医疗制度是一项复杂而又艰巨的社会系统工程，不可能一蹴而就，必须先行试点，取得经验后再逐步推广。从 2003 年初开始，根据国家有关精神，原卫生部选取浙江、湖北、云南和吉林四省作为大规模试点省，并要求其他各个省、自治区和直辖市均要安排 2~3 个县（市、区）作为新农合试点县（市、区），以积累建设经验。

截至 2003 年底，全国有 30 个省、自治区、直辖市和新疆生产建设兵团确定了 304 个新农合试点县（市、区），覆盖了 9300 余万农业人口；2004 年，试点县（市、区）扩大到

---

1 郑咏梅，曾丽萍. 加快新农合信息化网络管理建设，现代医院，2009，9（2）：3-4.
2 中华人民共和国国家卫生和计划生育委员会. 国家卫生计生委发布 2012 年新农合进展情况及 2013 年工作重点 [EB/OL][2013-05-02]. http://www.nhfpc.gov.cn/jws/s3582g/201305/1169f7580ef94f40801e7e6151aa61df.shtml.

333 个，覆盖农业人口约为 1.07 亿，试点地区实际参加合作医疗的农民 0.8 亿人，占全国农业人口的 10.62%，试点县农民参合率约为 69%。

2005 年，中央要求每个地（市）至少有一个试点县（市、区），全国新型农村合作医疗制度的试点范围迅速扩大，几乎每年翻一倍。截至 2005 年底，全国开展新型农村合作医疗的试点县（市、区）数量增加到 678 个，覆盖农业人口 2.36 亿，实际参合农民为 1.8 亿人，占全国农业人口的 20.18%，试点县农民参合率为 75.7%。

2006 年、2007 年两年，全国新型农村合作医疗制度试点工作进一步推进。截至 2006 年底，全国开展新型农村合作医疗的试点县（市、区）数量达到 1451 个，占全国县（市、区）总数的 50.7%，覆盖农业人口 5.08 亿，实际参合农民为 4.10 亿人，占全国农业人口的 47.15%，试点县农民参合率为 80.66%。截至 2007 年底，全国开展新型农村合作医疗的试点县（市、区）数量达到 2451 个，占全国县（市、区）总数的 85.64%，参加新型农村合作医疗的人口为 7.26 亿人，占全国农业人口的 83.54%，试点县农民参合率为 86.20%。

经过 5 年的试点，到 2008 年底，新型农村合作医疗已经覆盖所有农业人口的县（市、区），全国参合农民人数达到了 8.91 亿人，农民参合率为 91.5%，新农合实现全覆盖目标，进入平稳发展阶段，如图 1-2-1 所示。

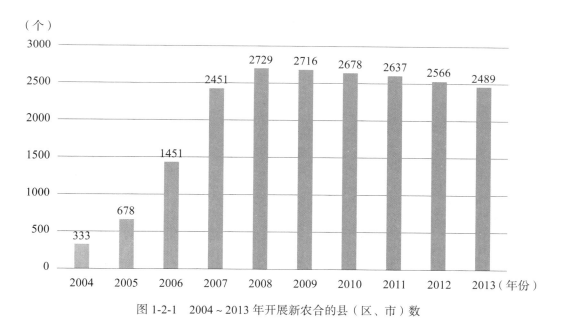

图 1-2-1　2004～2013 年开展新农合的县（区、市）数

（二）2008 年以后参合率平稳在 90% 以上

图 1-2-2 显示，2008～2010 年，新农合参合人数增长趋势放缓，从 8.2 亿人增加到 8.4 亿人，占全国总人口的比例也从 61.37% 增长到 62.35%。随后开始出现下降趋势，从

2011 年的 8.3 亿人，下降到 2015 年的 6.7 亿人。这种放缓和下降主要是由于三方面原因：① 2008 年新农合已经基本实现全部农业地区的全覆盖，增长的空间有限；②由于城镇居民基本医疗保险试点的开展，部分地区新农合与城镇居民医保走向合并，统称为城乡（镇）居民医疗保险，故统计范围内的应参合人数出现下降；③随着我国城镇化率的提高，农村人口逐渐下降。2010～2016 年我国城镇化率稳步提高，从 2010 年的 49.95% 增长到 2016 年的 57.35%，如图 1-2-3 所示。

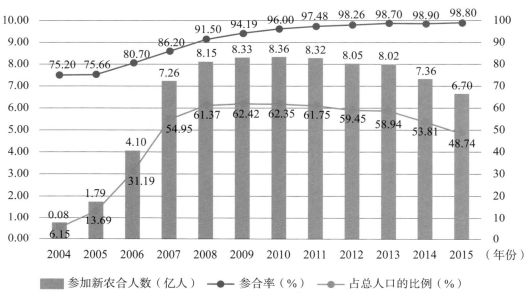

图 1-2-2　2004～2014 年我国农村人口占比以及新农合参合情况

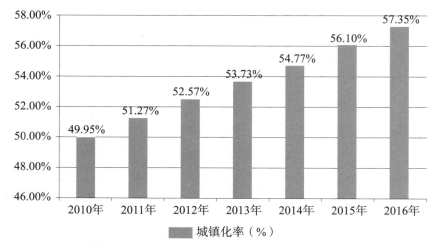

图 1-2-3　2010～2016 年我国城镇化率变化趋势图

二、制度内涵日益丰富

2009年，全国新农合筹资水平达到每人每年100元以上，住院实际补偿比达到40%以上，最高支付限额提高到当地农民人均纯收入的6倍以上。

2011年，全国共救治白血病患儿7200余名，医疗总费用1.45亿元，累计补偿9400万元（其中，医疗救助补偿750万元），实际补偿比65%；共救治先心病患儿22600余名，医疗总费用5.78亿元，累计补偿4.5亿元（其中，医疗救助补偿6400万元），实际补偿比78%。

2012年全国共有99万名患者被纳入新农合重大疾病救治保障范围并获得相应补偿，实际补偿比达到65.4%。

2013年，新农合大病保险覆盖参合人口近3亿，共筹集大病保险基金53.38亿元，实际人均筹资水平为20元，123万人次获得大病保险赔付，大病患者的实际报销比在新农合基本补偿的基础上提高了约12个百分点。

截至2015年底，31个省（区、市）及新疆生产建设兵团均已实施城乡居民大病保险。2015年，大病保险人均筹资28元，人均平均补偿7138元。保险公司承办大病保险的保费收入及受托的管理基金总共为258.64亿元，赔付支出246.85亿元，赔付比例达到95%。

截至2017年11月，共确定新农合跨省就医联网结报定点医疗机构涉及全国31个省2096所，已联通1822所。共完成省内异地就医即时结报288.45万人次，垫付费用146.96亿。跨省就医联网结报服务5.15万例，报销费用2.36亿元。

| 2009 | 2010 | 2011 | 2012 | 2013 | 2014 | 2015 | 2016 | 2017 |

2009年《国务院关于印发医药卫生体制改革近期重点实施方案（2009~2011年）的通知》要求全面实施新型农村合作医疗制度，逐步提高政府补助水平，适当增加农民缴费，提高保障能力。

2010年《关于开展提高农村儿童重大疾病医疗保障水平试点工作的意见》提出开展新农合重大疾病保障制度，以儿童为重点，优先选择个别重大疾病在部分县（市）开展试点。

2012年8月《关于开展城乡居民大病保险工作的指导意见》，要求各省精心谋划，周密部署，先行试点，逐步推开。

2012年12月《关于加快推进农村居民重大疾病医疗保障工作的意见》中提出，要重点做好20种重大疾病的医疗保障工作，新农合重大疾病保障范围进一步扩大。

2015年7月，国务院办公厅印发《关于全面实施城乡居民大病保险的意见》，部署加快推进城乡居民大病保险制度建设，筑牢全民基本医疗保障网底，让更多的人民群众受益。

2016年，国家卫生计生委、财政部发布《关于印发全国新型农村合作医疗异地就医联网结报实施方案的通知》指出全面推进新型农村合作医疗异地就医联网结报工作。

图1-2-4　2009~2017年新农合制度内涵不断丰富的时间路径及制度成效

（一）扩展补充医疗保险功能

1. 开展重大疾病保障工作探索

在筹资能力有限的制度建设初期，新农合制度主要发挥基本医疗保障功能，以起付线、报销比例、封顶线等参数为依据对所有参合农民的医疗服务进行补偿。随着制度筹资能力的提高，新农合制度功能也得以向补充医疗保险方向扩展，对于费用较高的病种或高额医疗费用提供进一步的补偿，着力缓解大额医疗支出的经济风险。

2010 年 6 月，原卫生部和民政部联合下发了《关于提高农村儿童重大疾病医疗保障水平试点工作的意见》（卫农卫发〔2010〕53 号），要求优先选择几种危及儿童生命健康、医疗费用高、经积极治疗预后较好的重大疾病开展试点，提高对重大疾病的医疗保障水平，并提出先从解决 0 ~ 14 周岁（含 14 周岁）儿童所患急性白血病和先天性心脏病两类重大疾病入手，优先选择儿童急性淋巴细胞白血病、儿童急性早幼粒细胞白血病、儿童先天性房间隔缺损、儿童先天性室间隔缺损、儿童先天性动脉导管未闭、儿童先天性肺动脉瓣狭窄等 6 个病种进行试点。

2011 年，《关于做好 2011 年新型农村合作医疗有关工作的通知》（卫农卫发〔2011〕27 号）要求"扩大重大疾病保障试点工作，缓解农村居民重大疾病费用负担。"提出"要以省（区、市）为单位推开提高儿童白血病、先天性心脏病保障水平的试点。在总结评价试点情况的基础上，可结合本地实际和基金收支等情况，选择疗效确切、费用较高、社会广泛关注的病种，逐步扩大重大疾病救治试点的病种范围（可优先考虑妇女宫颈癌、乳腺癌、重性精神疾病等病种）。"

2012 年，新农合重大疾病保障的范围进一步扩大，《卫生部关于加快推进农村居民重大疾病医疗保障工作的意见》（卫政法发〔2012〕74 号）中提出，要重点做好 20 种重大疾病的医疗保障工作。全面巩固提高两病（儿童先天性心脏病、急性白血病）医疗保障水平工作；全面推开 6 个病种（终末期肾病、妇女乳腺癌、宫颈癌、重性精神病、艾滋病机会性感染、耐多药肺结核）医疗保障工作；全面开展 12 个病种（肺癌、食道癌、胃癌、结肠癌、直肠癌、慢性粒细胞白血病、急性心肌梗死、脑梗死、血友病、1 型糖尿病、甲亢、唇腭裂）的医疗保障试点工作。

2013 年，原国家卫生计生委出台《关于做好 2013 年新型农村合作医疗工作的通知》（国卫基层发〔2013〕17 号）对这 20 类大病又做出进一步强调，要以省（区、市）为单位全面推开。截止到 2013 年，全国共有 199 万名患者获得新农合重大疾病保障补偿，22 个病种的实际补偿比达到 69%[1]。

2014 年，《国家卫生计生委办公厅关于做好新型农村合作医疗几项重点工作的通知》

---

[1] 新农合大病保险工作进展情况 http://www.nhfpc.gov.cn/zhuz/index.shtml.

（国卫办基层发〔2014〕39号）[1] 要求继续完善以病种为切入点的重大疾病保障工作，在巩固儿童白血病、终末期肾病、重性精神疾病、艾滋病机会性感染、肺癌等20个病种的大病保障工作基础上，将儿童苯丙酮尿症和尿道下裂纳入大病保障范围，进一步提高参合群众实际保障水平。

2. 积极推进大病保险制度建设

2012年4月，国务院《深化医药卫生体制改革2012年主要工作安排》提出：研究制定重特大疾病保障办法，积极探索利用基本医保基金购买商业大病保险或建立补充保险等方式，有效提高重特大疾病保障水平，切实解决重特大疾病患者因病致贫的问题。同年8月，国家发展改革委、原卫生部、财政部、人力资源社会保障部、民政部、保监会等六部门联合下发《关于开展城乡居民大病保险工作的指导意见》（国办发〔2012〕20号），要求各省精心谋划，周密部署，先行试点，逐步推开。

2013年11月，十八届三中全会通过的《中共中央关于全面深化改革若干重大问题的决定》提出"加快健全重特大疾病医疗保险和救助制度"。

2014年1月，国务院医改办下发《关于加快推进城乡居民大病保险工作的通知》（国医改办发〔2014〕1号）提出"要认真组织实施，及时研究解决试点中存在的问题，在总结经验的基础上，逐步扩大实施范围"。

2015年7月，国务院办公厅印发《关于全面实施城乡居民大病保险的意见》（国办发〔2015〕57号），部署加快推进城乡居民大病保险制度建设，筑牢全民基本医疗保障网底，让更多的人民群众受益。

截至2016年9月底，大病保险已覆盖10.5亿城乡居民。其中16家保险公司在全国31个省（区、市）开展大病保险，承办了大病保险605个项目，覆盖9.2亿人，占比87.6%，广大群众看病难、看病贵的问题得到一定程度缓解。

（二）丰富医疗保障内容范围

随着我国城乡居民基本医疗保障体系的建立和发展，一些地方逐步把部分医疗康复项目纳入基本医疗保障范围，使残疾人的康复服务得到明显改善。

2010年，原卫生部发布《关于将部分医疗康复项目纳入基本医疗保障范围的通知》（卫农卫发〔2010〕80号）[2]，要求要把以治疗性康复为目的的运动疗法等9项医疗康复项目纳入基本医疗保障范围，提高残疾人的医疗保障水平。

2015年，国务院发布《关于加快推进残疾人小康进程的意见》（国发[2015]7号），要求"逐步扩大基本医疗保险支付的医疗康复项目。"

1　国家卫生计生委. 关于做好新型农村合作医疗几项重点工作的通知 [Z]. 2014.

2　卫生部. 关于将部分医疗康复项目纳入基本医疗保障范围的通知 [Z]. 2010.

2016 年，为进一步提高我国基本医疗保障的保障水平，满足广大参保人员对康复医疗的临床需求，按照国务院《关于加快推进残疾人小康进程的意见》（国发〔2015〕7 号）文件精神，人力资源社会保障部、原国家卫生计生委、民政部、财政部、中国残联等部门联合印发了《关于新增部分医疗康复项目纳入基本医疗保障支付范围的通知》（人社部发〔2016〕23 号），又一次明确增加基本医疗保险支付的医疗康复项目，要求各地在 2016 年 6 月 30 日前将"康复综合评定"等 20 项康复项目纳入医保支付范围，各地原已纳入支付范围的医疗康复项目还应当继续保留。同时，《通知》还对康复项目的限定支付范围、使用管理、费用审核等提出了详细的要求。所增加的项目由我国康复医疗、医保管理等领域的知名专家共同评审确定，涉及肢体残疾康复、精神残疾康复、言语残疾康复、听力残疾康复等多个康复领域。既兼顾了评定性项目和治疗性项目，也兼顾了各类康复领域和各类人群康复需求。这对我国康复医疗保障水平的提高，对促进参保人员健康水平的提升具有重要意义。

第三节

筹资水平稳步提升　基金使用合理有效

新农合制度建立至今，筹资水平不断提高，基金规模不断扩大。新农合筹资标准采用定额的方式，由政府根据经济发展和基金使用情况，隔年或逐年制定筹资标准，持续提高财政补助和个人缴费的标准。中央和地方财政是新农合筹资构成的主要部分，超过了 80%。新农合基金支出稳步增长，有效保障参合农民的住院和门诊需求。

一、筹资水平逐年提升

（一）筹资标准和筹资总额稳步增加

新农合制度建立之初，本着多方筹资，农民自愿参加的原则，其筹资规模并不高，而是优先实现制度的覆盖，之后逐步提高筹资的标准。根据 2003 年国家原卫生部、财政部、农业部联合颁发《关于建立新型农村合作医疗制度的意见》（国办发〔2003〕3 号）规定，农民个人每年的缴费标准不应低于 10 元，地方财政每年对参加新型农村合作医疗农民的资助不低于人均 10 元，中央财政每年通过专项转移支付对中西部地区除市区以外的参加新型农村合作医疗的农民按人均 10 元安排补助资金。事实上，在全国大多数地区新农合建立初期缴费标准在 10 ~ 20 元之间，东部发达地区相对较高，大约为 30 ~ 60 元。较低的参合费提高了广大农民的参合积极性，使新农合制度得到快速的推广。

随着制度的推广，新农合筹资标准逐渐提高。如图 1-3-1 所示，从 2006 年起，中央财政对中西部地区除市区以外的参加新型农村合作医疗的农民由每人每年补助 10 元提高到 20 元，地方财政相应增加 10 元；从 2008 年开始，各级财政对参合农民的补助标准提高到每人每年 80 元，其中中央财政对中西部地区参合农民按 40 元给予补助，并对东部省份按照一定比例给予补助，农民个人缴费由每人每年 10 元增加到 20 元。2008 年新农合人均筹资标准达到 96 元，相比于 2005 年的 42 元，三年翻了一倍多。

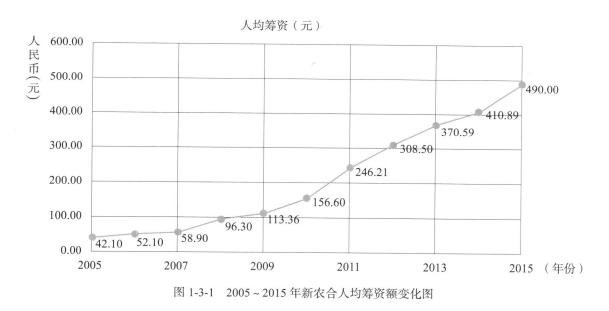

人均筹资（元）

图 1-3-1　2005 ~ 2015 年新农合人均筹资额变化图

巩固、提高、完善阶段筹资标准提高较快，新农合人均筹资标准呈加速上涨的态势。自 2009 年，全国新农合筹资水平达到每人每年 100 元以上，其中，中央财政对中西部地区参合农民按 40 元标准补助，对东部省份按照中西部地区的一定比例给予补助；地方财政补助标准要不低于 40 元，农民个人缴费增加到不低于 20 元。

2010 年开始，全国新农合筹资水平提高到每人每年 150 元，其中，中央财政对中西部地区参合农民按 60 元的标准补助，对东部省份按照中西部地区一定比例给予补助；地方财政补助标准相应提高到 60 元，农民个人缴费由每人每年 20 元增加到 30 元。

自 2011 年起，各级财政对新农合的补助标准从每人每年 120 元提高到每人每年 200 元，其中，原有 120 元中央财政继续按照原有补助标准给予补助，新增 80 元中央财政对西部地区补助 80%，对中部地区补助 60%，原则上农民个人缴费提高到每人每年 50 元。

自 2012 年起，各级财政对新农合的补助标准从每人每年 200 元提高到每人每年 240 元，农民个人缴费原则上提高到每人每年 60 元。

2013 年起，各级财政对新农合的补助标准从每人每年 240 元提高到每人每年 280 元，参合农民个人缴费水平原则上相应提高到每人每年 70 元。

2014 年新型农村合作医疗将各级财政对新农合的补助标准提高到 320 元，全国平均个人缴费标准达到 90 元左右。

2015 年，各级财政对新农合的人均补助标准在 2014 年的基础上提高 60 元，达到 380 元，农民个人缴费标准在 2014 年的基础上提高 30 元，全国平均个人缴费标准达到每人每年 120 元左右。

随着人均筹资总额的迅速提高，其占农村人口可支配收入的比例也在迅速增加。2008 年新农合人均筹资总额占农村居民可支配收入的比例仅为 2.02%，2012 年已经达到 3.90%，翻了接近一倍。之后仍在持续增长，到 2015 年已经占可支配收入的 4.5% 以上，如图 1-3-2 所示。

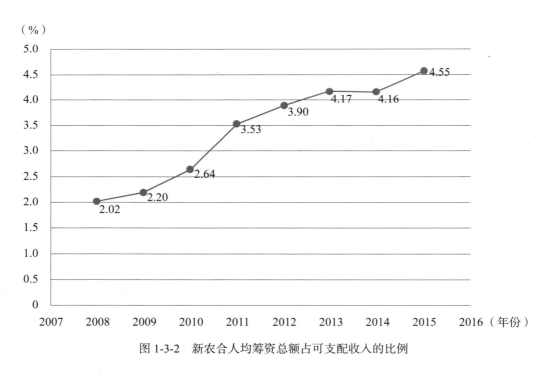

图 1-3-2 新农合人均筹资总额占可支配收入的比例

十三五期间，新农合筹资标准进一步提高。2016 年，各级财政对新农合的人均补助标准在 2015 年的基础上提高 40 元，达到 420 元，农民个人缴费标准在 2015 年的基础上提高

30 元，全国平均达到 150 元左右；2017 年，各级财政对新农合的人均补助标准在 2016 年的基础上提高 30 元，达到 450 元，农民个人缴费标准在 2016 年的基础上提高 30 元，原则上全国平均达到 180 元左右。

截至 2004 年底，全国新型农村合作医疗基金总量为 40.13 亿元，其中，农民个人缴纳 12.34 亿元，地方各级财政补助 15.62 亿元，中央财政对中西部地区补助 6.5 亿元。2005 年，全国新型农村合作医疗筹资总额为 75.35 亿元。其中，中央财政补助 5.42 亿元，地方财政补助 36.93 亿元，农民个人缴纳 28.73 亿元，其他渠道筹资 4.27 亿元。

为了保证参合农民的补偿水平，新农合逐年提高筹资水平，其中，各级财政投入水平也逐年提升。如表 1-3-1 所示。从 2008 年到 2015 年，财政投入与个人缴纳基金筹集水平同步提升，为农民看病提供越来越强大的资金保障。

表 1-3-1　2008～2015 年新农合筹资水平变化情况

	2008	2009	2010	2011	2012	2013	2014	2015
人均缴费（元）	—	23.31	29.19	36.27	55.36	67.05	72.68	94.00
财政投入（亿元）	655.71	741.59	1053.50	1727.76	2013.73	2398.80	2453.19	2623.82
个人缴纳（亿元）	120.68	197.17	243.93	301.62	445.84	537.82	535.16	632.68

虽然 2004、2005 年新农合当年基金总额不足百亿元，但是随着筹资标准的提高和覆盖人群的扩大，其年筹资总额增长速度较快，到 2006 年就达到 213.59 亿元，其中，中央财政补助资金 42.70 亿元，地方各级财政补助资金 107.77 亿元，农民个人缴费 58.01 亿元，其他渠道筹集资金 5.11 亿元。2007 年当年筹资总额为 427.96 亿元，其中，中央财政补助资金 113.54 亿元（中央财政 2007 年实际下拨 113.98 亿元），地方各级财政补助资金 212.37 亿元，农民个人缴费 95.76 亿元，其他渠道筹集资金 6.29 亿元。2010 年超过 1000 亿元。到 2015 年，新农合当年筹资总额已达到 3285 亿元。从 2007 年至 2015 年其年均增长率为 29%。新农合基金在 2010 年之后增长速度有所放缓，从 2011 年至 2015 年年均增长率为 13%，年度基金筹资总额增长趋势如图 1-3-3 所示。

（二）筹资结构稳定　财政补助按年调整

1. 筹资构成多样化，政府占主导

新农合制度实行农民个人缴费、集体扶持、地方政府和中央政府财政补助相结合的筹资机制，基金主要来源是各级政府的财政资金投入，占到新农合基金总额的 80% 左右。其次是参合农民的缴费与其他一些社会团体出资，占到总额的 20%。

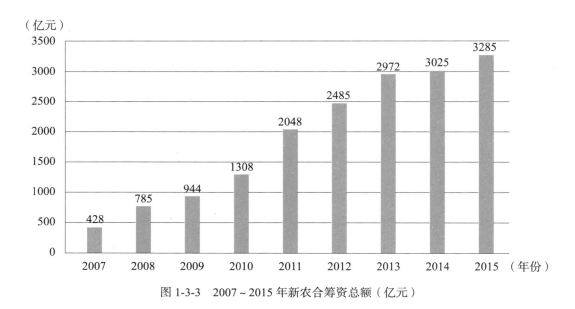

图 1-3-3 2007～2015 年新农合筹资总额（亿元）

2010～2014 年数据（图 1-3-4）显示，新农合筹资中个人缴费占比一直维持在 18% 左右，中央财政补助占比逐年增多，从 2010 年占比 30.50% 增长到 2014 年的 45.52%，而地方政府补助占比则从 2010 年 50.03% 降低到 2014 年的 35.57%。这种筹资政策的特点是"政府拿大头、个人出小头"，体现了政府"隐性担保"和激励机制。但是长效的筹资机制并未建立，筹资标准增长仍主要靠政治意愿推动。

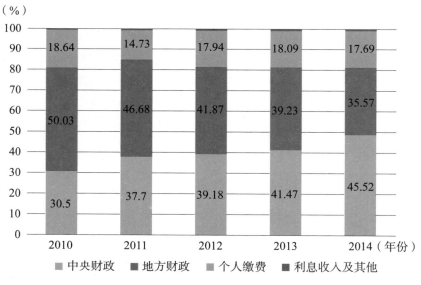

图 1-3-4 2010～2015 年新农合筹资构成情况

24

2．财政补助向中西部倾斜

新农合制度建立初期，在国家层面上只是通过对中央、地方、个人三者间筹资比例及具体数值进行明确，以清晰界定各自权责关系。之后，随着地区间经济水平发展差异的愈发显著，国家逐步给予各地筹资的自主权，采取仅规定补贴总量或比例、由地方分年度逐步完善的方式，并鼓励有条件的地区提高资助水平，实现"多缴多得"。

图1-3-5显示了2011~2015年东、中、西部新农合筹资总额中个人缴费占比情况。总体来看，个人缴费占比在2011年出现下降，而后逐年上升，同时东部地区的个人缴费占比显著高于中西部地区。东部地区2010年个人缴费占筹资总额的18.42%，2011年下降到16.29%，之后逐渐增长，到2013年达到21.06%。而中西部的占比水平较为接近，均低于东部，2011年为10%左右，之后逐年增长。

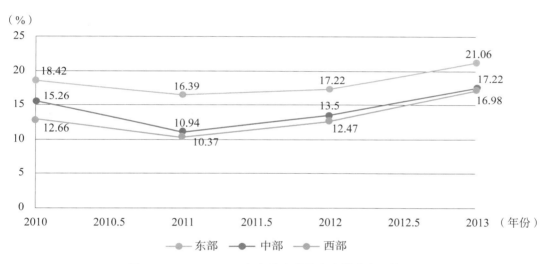

图1-3-5　2010~2015年新农合筹资个人缴费占比情况

出现这样的发展特点与2011年国家调整了补助标准有关。《关于做好2011年新型农村合作医疗有关工作的通知》（卫农卫发〔2011〕27号）明确提出"提高筹资水平，增加财政补助"，"2011年起，各级财政对新农合的补助标准从每人每年120元提高到每人每年200元。其中，原有120元中央财政继续按照原有补助标准给予补助，新增80元中央财政对西部地区补助80%，对中部地区补助60%，对东部地区（含京津沪）按一定比例补助。"这是2010~2013年间，中央财政补助提升幅度最高的一次。

中央财政补贴近年逐渐增强，尤其是对中西部的补贴。相对于中西部地区来说，中央财政对东部地区的补贴占其筹资总额的比例并不高，2010年仅占7.10%，虽然近年来力度逐渐加大，但到2013年也仅占13.9%。而中西部地区中央财政补助占比2010年已经达到30%以上（图1-3-6）。中央财政的转移支付在一定程度减轻了东部地区与中西部地区之间由于经济发展水平差距导致的新农合筹资总额的差距。

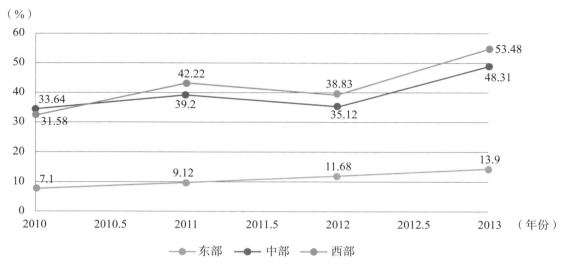

图 1-3-6　2010～2015 年新农合筹资中央财政补贴占比

图 1-3-7 显示东部地区新农合人均筹资水平较高，2004 年人均 55 元，2014 年达到人均 470 元。中、西部地区人均筹资水平较为接近，略低于东部地区，2004 年为 40 元左右，2014 年增长到 400 元左右。虽然东部地区与中西部地区人均筹资水平之间的绝对差距在逐渐拉大，但是相对水平在逐渐减小。

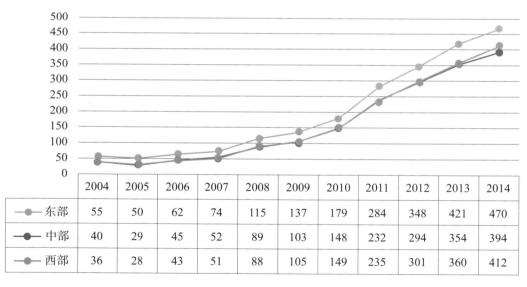

	2004	2005	2006	2007	2008	2009	2010	2011	2012	2013	2014
东部	55	50	62	74	115	137	179	284	348	421	470
中部	40	29	45	52	89	103	148	232	294	354	394
西部	36	28	43	51	88	105	149	235	301	360	412

图 1-3-7　2004～2014 不同地区人均筹资水平

我国农村地区经济发展水平存在明显差异，政策鼓励有条件（主要指经济水平高）的省市提高对本地区参合人员的财政补贴水平，以改善该区制度保障水平，同时加大对经济水平相对较差省市的财政转移，以缩小地区间制度保障差异，实现协调、平衡发展。如图 1-3-8 所示，2015 年农村地区人均可支配收入来看，东部地区经济水平要强于中部和西部地区，东部地区基本在 10 000 元以上，中部地区主要分布 9000～10 000 元之间，而西部地区在 7000～9000 元之间。虽然人均缴费东部地区要高于中部和西部地区，但是从人均缴费占人均可支配收入的比重多为 1% 左右。其中，西藏自治区新农合制度在免费医疗制度基础上建立，因此个人缴费占比较低。

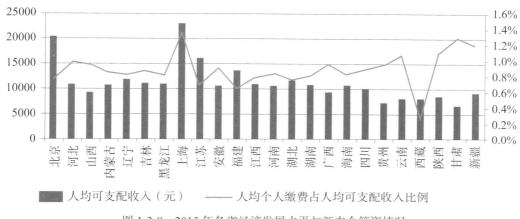

图 1-3-8　2015 年各省经济发展水平与新农合筹资情况

二、基金使用率相对较高，运行平稳

（一）新农合基金使用率相对较高

城镇职工基本医疗保险、新型农村合作医疗和城镇居民基本医疗保险是我国的三大基本医疗保险制度，图 1-3-9 显示了 2004～2015 年三种基本医疗保险覆盖人数的变化趋势。新农合主要覆盖了我国广大的农村人口，参加人数最多。城镇职工基本医疗保险和城镇居民基本医疗保险覆盖了我国的城镇人口。城镇职工基本医疗保险覆盖人口从 2004 年的 1.24 亿人逐步上升至 2015 年的 2.89 亿人。城镇居民基本医疗保险制度开始最晚，2007 年试点时期覆盖了 0.43 亿人，2015 年增长至 3.77 亿人，增长速度较快。三大基本医疗保险的总覆盖率发展趋势与新农合的参合率发展趋势基本一致，2004 年以后迅速增长，至 2009 年已达到 90% 以上，2011 年达到 97%，之后基本保持在 97% 以上。

对比新农合和城镇职工基本医疗保险、城镇居民基本医疗保险三类保险的筹资总额（图 1-3-10）可以看出，新农合的筹资总额介于城镇职工和城镇居民之间，基本是城镇职工医保的 1/3，城镇居民医保的 1.5 倍。但是考虑到三种医疗保险覆盖的人群范围，可以发现新农合和城镇居民医保的筹资标准基本一致，与城镇职工医保的差距较大。从基金收支管理效果来看，2010～2015 年职工医保基金收入年增长速度为 9%，支出年增长速度为 11%；居民医保基金收入年增长速度为 39%，支出年增长速度为 45%；新农合基金收入年增长速度为 16%，支出年增长速度为 14%，新农合制度一直保持收支平衡、略有节余。

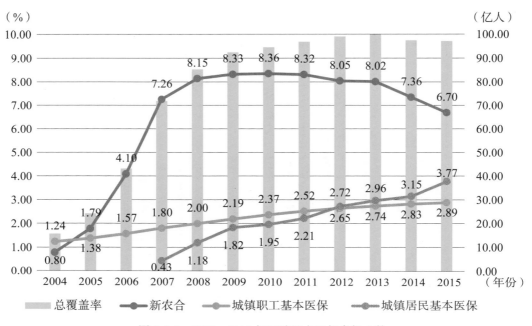

图 1-3-9　2004～2015 年三种基本医保参保人数

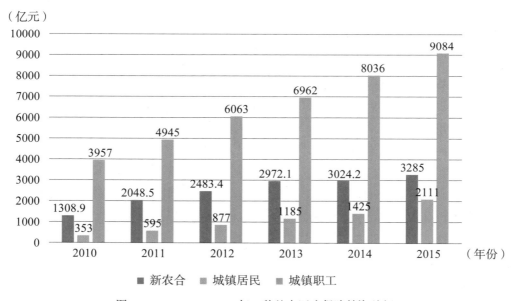

图 1-3-10　2010～2015 年三种基本医疗保险筹资总额

同时，在三大基本医疗保险中，新农合基金支出当年总额介于城镇职工基本医疗保险和城镇居民基本医疗保险之间，这与三大医疗保险的筹资总额相对应。如图 1-3-11 所示，城镇职工基本医疗保险的支出总额最高，2010 年已经达到 3272 亿元，之后逐年升高，至 2015 年达到 7532 亿元，翻了 1 倍多。城镇居民基本医疗保险建立时间较短，仍然处于快速发展阶段，所以其基金支出的总额最小，但是增长速度最快，2010 年仅有 267 亿元，2015 年已经达到 1780 亿元。

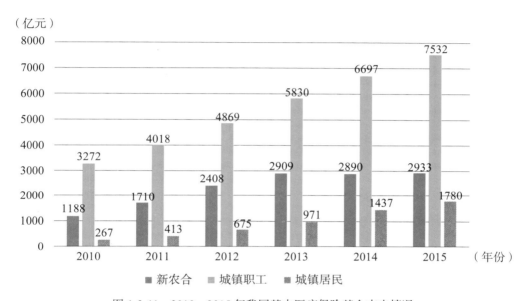

图 1-3-11　2010～2015 年我国基本医疗保险基金支出情况

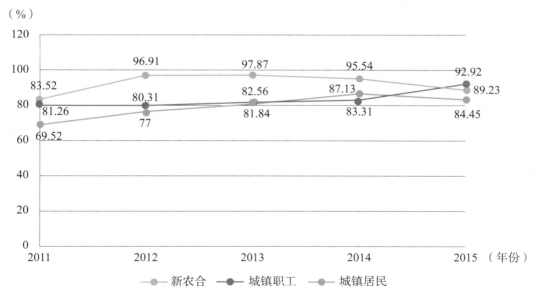

图 1-3-12　2010～2015 年我国基本医疗保险基金当年使用率

从基金当年使用率（图 1-3-12）来看，大多数年份都是新农合基金使用率较高，而城镇职工基本医疗保险和城镇居民基本医疗保险基金的当年使用率近年有所增长。新农合基金使用率基本在 90% 左右波动，2010 年最低为 83.52%，2013 年最高为 97.87%。城镇职工基本医疗保险和城镇职工基本医疗保险的基金使用率近年来呈逐渐增长趋势，前者从 2010 年的 81.26% 增长到 2015 年的 92.92%，后者当年使用率从 2010 年的 69.52% 增长到 2015 年的 84.45%。

（二）新农合基金运行平稳

1. 新农合历年基金使用基本能够收支平衡

2003～2015 年的新农合基金使用率横向数据（图 1-3-13）显示，从 2003 年新农合制度建立开始，我国新农合基金使用率呈现波动上升趋势。从该图可以看出，2009 年以前基本稳定在 80% 左右，2009 年以后平均使用率在 90% 以上。2012～2014 年基金使用比率维持在 96% 以上，收支基本平衡。

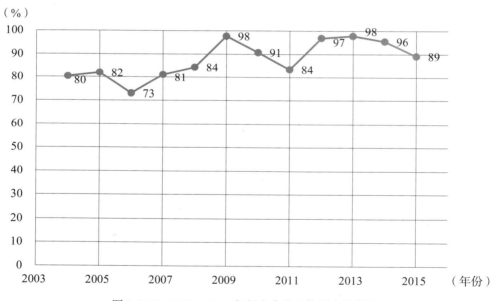

图 1-3-13　2003～2015 年新农合基金使用率曲线图

2009 年，统筹基金使用率为 99.84%，家庭账户基金使用率为 70.65%；从收支情况来看，当年基金使用率大幅度上升主要是由支出快速增长引起，与 2008 年比，2009 年当年筹资增长了 20.36%，新农合基金支出却增长了 39.35%；从支出的构成情况来看，住院补偿支出比 2008 年增加了 217.52 亿元，增长了近 40 个百分点，直接拉动新农合基金支出的快速增长。

2009 年是医疗卫生体制改革政策出台的当年，各地根据医改的要求，为实现新农合最高支付限额提高到当地农民人均纯收入的 6 倍以上，50% 的地区住院补偿比提高 5 个百分点的目标，调整了新农合统筹补偿方案，导致 2010、2011 年，各地积极调整完善新农合政策与补偿方案，基金使用率趋于合理。

虽然整体基金使用是年年有结余，但是东部、中部和西部地区分别来看，有的年份，部分地区出现了超支现象。例如，2013 年，东部地区基金使用率为 103%（图 1-3-14）。中、西部地区基金使用率历年未出现超支现象。

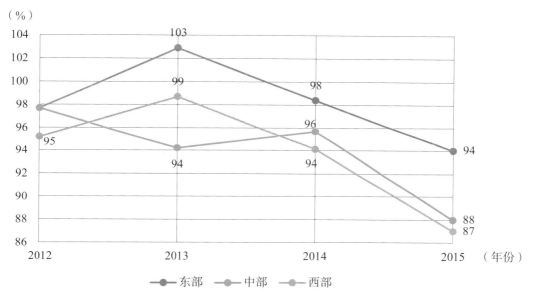

图 1-3-14　2012～2015 分地区新农合基金使用率情况

2. 新农合基金支付能力提升较为平稳

新农合统筹地区的基金筹资水平直接影响本地的基金支付能力。15 年来，新农合筹资水平稳步上升至较高水平，同时基金支付水平也稳定提升。如图 1-3-15 2010～2015 年年度统计全国新农合基金支出情况所示，2010～2013 年，新农合总体基金支出水平不断提升，2013～2015 年支出水平趋于稳定。但是从结余水平来看，虽然 2010～2015 年结余率波动较大，但是年年有结余，并在 2012、2013、2014 年这三年的结余率较为平稳在 5% 以下。

3. 新农合基金支出"有重点，兼顾面"

新农合制度建立的初衷是"保大病"，最初均以补助大病或住院费用为主[1]。但是随着社

1　陈竺，张茅. 中国新型农村合作医疗发展报告（2002—2012 年）[R]. 2012.

会经济发展水平上升，新农合制度逐渐加强对特殊性群体的医疗救济与保障。2007 年，依据原卫生部、财政部、国家中医药管理局联合下发的《关于完善新型农村合作医疗统筹补偿方案的指导意见》（卫农卫发〔2007〕253 号）[1]，提出"将一些特殊病种大额门诊治疗费用纳入统筹基金补偿范围"，"对当年参加合作医疗但没有享受补偿的农民，可以组织进行一次体检"，"对参合孕产妇计划内住院分娩给予适当补偿"等要求，保障内容进一步多元化。后续又探索将农村孕产妇住院分娩补助与新农合、农村医疗救助补助统筹管理使用；建立重大疾病保障；实施大病保险；将部分医疗康复项目纳入新农合报销范围等。

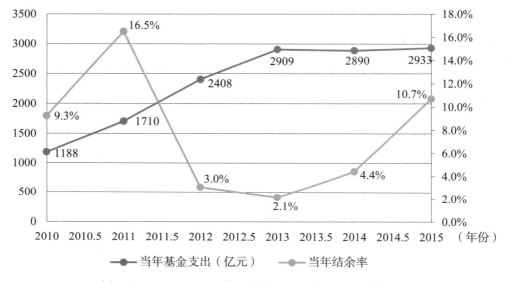

图 1-3-15　2010～2015 年新农合当年基金支出及结余情况

当前，新农合基金账户的补偿内容主要包括：统筹门诊基金、住院基金、定额补助、特殊病种大额门诊、大病保险等。

从新农合基金支出结构（图 1-3-16）来看，新农合基金支出主要用于补偿参合农民的住院费用，该项支出在 2010 年至 2015 年期间占到 80% 左右，其次用于补偿参合居民的门诊费用，占到 13% 左右。基金用于补偿特殊病种大额门诊的比例近年来逐渐升高，2010 年占 1.59%，2014 年达到 3.53%，翻了 1 倍多。住院正常分娩的定额补助维持在 1% 至 1.5% 之间。

新农合通过重点保障大病人群，兼顾门诊需求，真正能够发挥抵御疾病风险，减轻参合人员就医负担的目标，提高了农村人购买医疗保险的积极性，并通过设置一定合理的补偿政策，使得新农合基金能够运行平稳。

1　原卫生部，财政部，国家中医药管理局. 关于完善新型农村合作医疗统筹补偿方案的指导意见 [Z]. 2007.

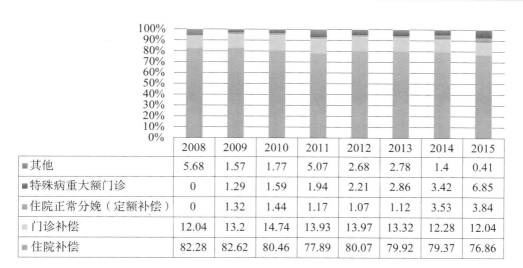

	2008	2009	2010	2011	2012	2013	2014	2015
■其他	5.68	1.57	1.77	5.07	2.68	2.78	1.4	0.41
■特殊病重大额门诊	0	1.29	1.59	1.94	2.21	2.86	3.42	6.85
■住院正常分娩（定额补偿）	0	1.32	1.44	1.17	1.07	1.12	3.53	3.84
▢门诊补偿	12.04	13.2	14.74	13.93	13.97	13.32	12.28	12.04
■住院补偿	82.28	82.62	80.46	77.89	80.07	79.92	79.37	76.86

图 1-3-16　2008～2015 年新农合基金支出结构比例图（％）

第四节

受益面全且有重点　农民健康水平改善

新农合制度在发展过程中，通过提高筹资能力，建立针对大病人群的重点保障制度，提升全部参合人群的补偿水平，提升广大参合人员的补偿获得感，促进农民的医疗服务利用，从而显著改善了参合农民的健康水平。

一、受益面不断扩大，受益水平稳步提升

（一）医疗需求逐步释放趋于平稳

参合农民的受益水平与基金支出的走势相同。随着保障水平的提升，越来越多的参合农民在新农合制度中受益。2004～2013 年，参合农民的总受益水平稳步上升。2014、2015 与 2013 年的总受益水平基本持平，如图 1-4-1 所示。

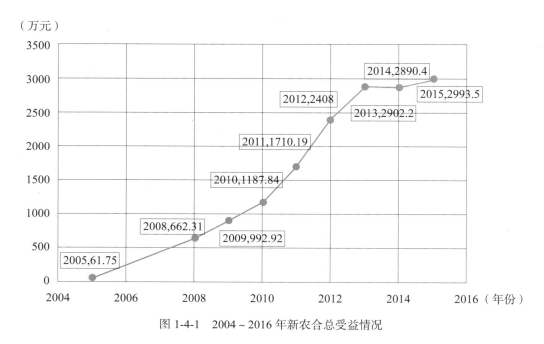

图 1-4-1　2004～2016 年新农合总受益情况

新农合总受益人次不断上升直至达到稳定的趋势。如图 1-4-2 所示，2010～2013 年受益人次逐年增加，2010 年为 10.87 亿人次，2013 年达到 19.42 亿人次。这与不断增加筹资水平有一定关系。随着大部分省份新农合统一划归入城镇居民医疗保险以及筹资水平趋于稳定，使得 2014、2015 年新农合基金支出与受益人次也趋于稳定。

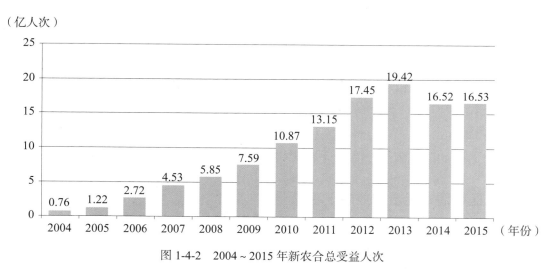

图 1-4-2　2004～2015 年新农合总受益人次

新农合住院补偿受益面和人均门诊补偿次数等指标均稳步上升。如图 1-4-3 所示，2004 年住院补偿受益面不足 4%，2015 年已经达到 12% 以上；人均门诊补偿次数从 2008 年的接近 0.6 次，增长到 2015 年 2 次左右。

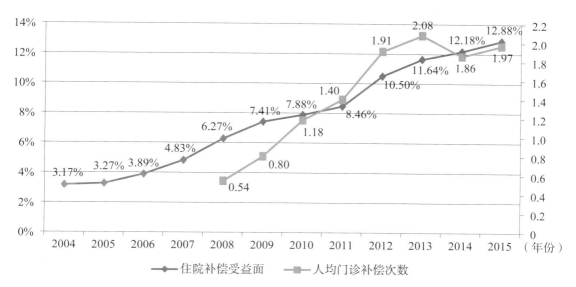

图 1-4-3 2004～2015 年新农合住院补偿和人均门诊补偿受益情况

　　2004 年至今，新农合住院费用补偿比由不足 30% 上升到 75%，极大减轻了农村居民医疗经济负担；门诊统筹地区的门诊费用实际补偿比也逐年提升，方便了农村居民常见病的治疗（图 1-4-4）。这也意味着在新农合制度的保障下，更多潜在的就医需求得以释放，可能在极大程度上缓解了部分农民因畏惧贫困而不敢就医的情况。

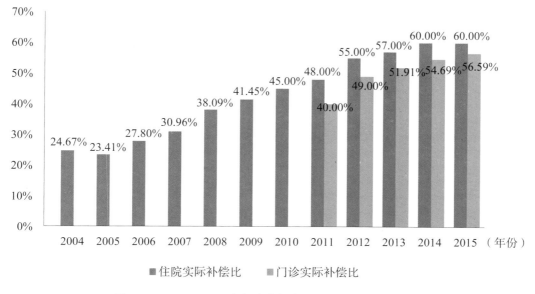

图 1-4-4 2004～2015 年新农合住院及门诊实际补偿比情况

（二）个人卫生费用降低

实际补偿面更广主要表现在三个方面：①新农合的补偿内容覆盖了门诊、住院、住院正常分娩、特殊病种大额门诊、体检等服务，并特别重点保障大病，享受二次报销；②新农合的补偿机构层次囊括了村、乡镇到县级、县外，并设定了层级式报销比；③新农合实际支付比例的提升，有效提升了卫生服务的可及性，降低了个人卫生费用。

各项医疗保障制度的建立以及国家对卫生领域投入的增加提高了居民的医疗费用支付能力。2003～2015 年，全国卫生总费用中个人卫生支出比例逐年下降，并在 2015 年首次突破 30%，降为 29%（图 1-4-5），政府投入和社会投入连年增加，使得更多居民享受到了医药卫生体制改革的成果。

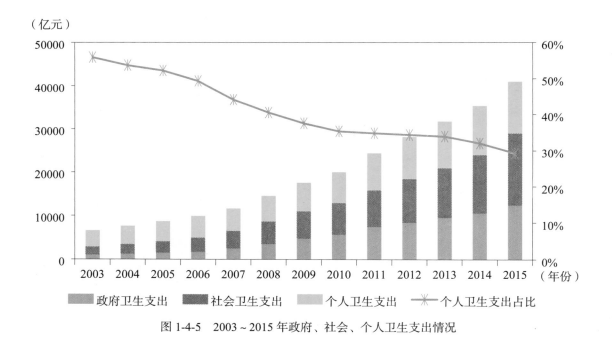

图 1-4-5　2003～2015 年政府、社会、个人卫生支出情况

新农合制度作为覆盖人口最多的一项基本医疗保障制度，在降低个人卫生支出方面发挥了重大作用，已成为减轻农民疾病负担的重要制度安排，为农民的健康水平提升打造了一个基本的安全网。

新农合实际支付比例的提升（以住院实际补偿比和费用为例，如图 1-4-6 所示），有效提升了卫生服务的可及性，降低了个人卫生费用。在提升补偿水平的同时，作为新农合补偿政策中重要参数之一的最高支付限额也不断提升。由制度建设伊始的农民人均纯收入的4 倍提高到 8 倍，进一步提高了农村居民抵抗医疗经济风险的能力。

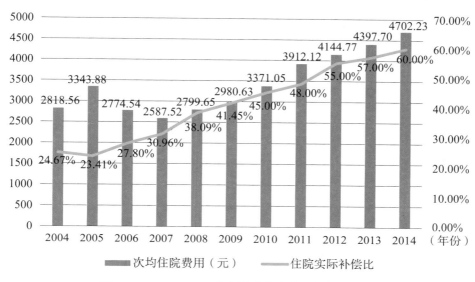

图 1-4-6　2004～2014 年新农合住院费用与实际补偿比

二、给予高需求患者以重点保障

（一）探索建立重大疾病保障制度

新农合制度作为一项社会医疗保险制度，注重促进社会公平，具有一定的社会再分配作用。随着制度的不断发展，在保障基本医疗服务需求得以满足的基础上，制度发挥结余资金的潜力，对重点人群给予了更加多样化的保障。我国 2010 年开始试点对部分重大疾病按病种享受新农合基金补偿。此后，新农合逐步扩充病种范围，2014 年后共有 22 个病种被列入重大疾病保障范围，各种大病平均实际补偿比超过 60%（图 1-4-7）。

以慢性病为例，慢性病，全称是慢性非传染性疾病，是对一类起病隐匿，病程长且病情迁延不愈，缺乏确切的传染性生物病因证据，病因复杂，且有些尚未完全被确认的疾病的概括性。新农合制度不断完善慢性病补偿制度。新农合政策针对门诊特殊慢性病补偿制定管理办法，不断扩充慢性病病种覆盖范围。这是新农合补偿机制逐步完善的重要举措。

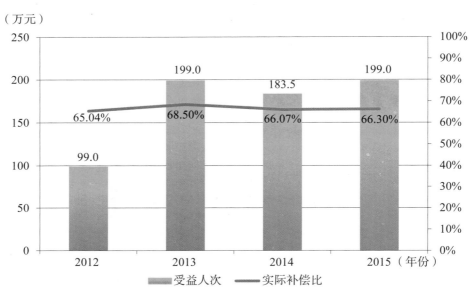

图 1-4-7 2012～2015 年重大疾病保障受益人次及补偿情况

案 例

贵州省将慢性病和大病部分门诊费用纳入"新农合"补偿

2008 年，贵州省卫生厅、财政厅出台《关于完善新型农村合作医疗统筹补偿方案的实施意见》（以下简称《方案》）。

《方案》将慢性病和大病的部分门诊费用纳入"新农合"补偿，要求每个地区要根据当地具体的实际情况采取适当方式，将一些慢性病和大病的门诊费用纳入统筹基金补偿范围，根据当地一些特殊病种的平均患病率、次均门诊费用、年人均门诊费用等数据，合理确定具体的补偿病种、对象、标准和程序。

《方案》要求慢性病应由专家鉴定或先期病历核查认定。不设起付线，费用累计计算，一季度或半年结报一次。资金从门诊统筹基金中支出。

此外，特殊病种的大额门诊治疗费用比照同级医院住院补偿执行，半年结报一次。资金从住院统筹基金中支出。各地可根据实际情况，增加门诊特殊大额费用疾病的种类。

（二）基本医保同步实施大病保险

随着全国基本医疗保障制度体系基本成型，国家从总体层面开始探索保障水平的提升问题。2012 年 8 月 24 日，国家发展改革委、原卫生部、财政部、人力资源社会保障部、民政部、保监会六部门联合发布《关于开展城乡居民大病保险工作的指导意见》，大病保险制度正式确立。

新农合大病保险由政府负责基本政策制定、组织协调、筹资管理，并加强监管指导。利用商业保险机构的专业优势，支持商业保险机构承办大病保险，发挥市场机制作用，提高大病保险的运行效率、服务水平和质量[1]。

表 1-4-1 显示，2013～2015 年新农合大病保险的覆盖面、基金总额、补偿人次和实际补偿比逐年大幅上升，进一步体现新型农村合作医疗互助共济、促进社会公平正义的政策意义。

表 1-4-1　新农合大病保险支出情况

年份	覆盖人口（亿人）	基金总额（亿元）	补偿人次（万人次）	实际补偿比（％）		
				基本医保	大病保险	合计
2013 年	2.9	35.3	123	49.2	12.0	61.2
2014 年	5.1	60.1	156	44.4	10.2	54.6
2015 年	6.36	154	249	–	10	–

2013 年，新农合大病保险工作覆盖参合人口近 3 亿，共筹集大病保险基金 53.38 亿元，实际人均筹资水平为 20 元，其中 98% 来自于新农合基金，约有 25.1% 的地区为省级统筹，62.5% 为市级统筹，12.4% 为县级统筹，123 万人次获得大病保险赔付，大病患者的实际报销比在新农合基本补偿的基础上提高了约 12 个百分点[2]。

2014 年，农村居民大病保险试点工作已覆盖全国 50% 以上的县（市、区），其中，山东、天津、吉林、甘肃、青海等省（市）已在全省范围内推开大病保险工作并实行省级统筹，共有 1468 个县（市、区）开展了大病保险，覆盖 5.08 亿人，统筹层次大多数为市级统筹，约占试点县数的 62%。2014 年大病保险共补偿近 156 万人次，补偿金额 60.1 亿元，合计实际补偿比为 54.62%，其中，新农合基本医保实际补偿比为 44%，大病保险实际补偿比为 10.19%。与 2013 年相比，大病保险的实际补偿比有所降低。

截至 2015 年底，31 个省（区、市）及新疆生产建设兵团均已实施城乡居民大病保险，越来越多的地区和群众享受到了这一惠民政策，成效明显。2015 年，大病保险人均平均补偿 7138 元。保险公司承办大病保险的保费收入及受托的管理基金总共为 258.64 亿元，赔付支出 246.85 亿元，赔付比例达到 95%[3]。

2017 年，我国已实现大病保险全覆盖。截止 2016 年 9 月底，全国有 16 家保险公司在 31 个省市自治区承办了大病保险业务，覆盖了人群 9.2 亿，占大病保险覆盖人群的 87.6%。另外还有 1.3 亿人群是由卫生、社会保障等政府部门承办的大病保险。2016 年 1～9 月，大

1　六部门关于开展城乡居民大病保险工作的指导意见. http://www.gov.cn/gzdt/2012-08/31/content_2214223.htm.

2　新农合大病保险工作进展情况. http://www.nhfpc.gov.cn/xcs/s3574/201408/3b8402adec4843f0bf36e114227e09de.shtml.

3　大病保险覆盖 10.5 亿城乡居民. http://health.people.com.cn/n1/2016/1020/c398004-28792850.html.

病保险患者实际报销比例在基本医保的基础上提升了 13.85%，个案最高赔付达 111.6 万元[1]。

三、农民医疗服务利用率提升，健康状况得到改善

（一）新农合促进提升农民健康水平

医疗服务利用是影响个人健康的重要因素。新农合能够间接提升农民的健康水平。原卫生部统计信息中心曾选取 2005 年开展新农合的县和未开展新农合的县进行对照研究，发现参合农民的门诊及住院服务利用水平均高于未参合农民。两周就诊率参合农民为 21.9%，未参合农民和对照县农民仅有 18.0% 和 20.0%。参合农民中有病不看和需要住院而没有住院的情况均有改善，两周患病未就诊的比例为 42.3%，比未参合农民低 6.1 个百分点；应住院未住院率为 34.2%，比未参合农民低 7.4 个百分点。这项研究还发现，新农合增加了低收入家庭对基本医疗服务的利用水平，缩小了不同收入组对医疗服务利用的差距。参合农民与对照农民相比，最低收入组、次低收入组和中间收入组参合农民的两周就诊率明显提高，而对高收入组的影响作用不大，最低收入组参合农民住院率比对照县高 78.03%。可以看出，通过新农合制度，农民的疾病经济负担有所减轻，卫生服务的可及性有所提升。

新农合提高农民健康的传导机制为：新农合减轻农民的就医经济负担→促进农民的医疗服务利用→促进农民健康。中国老年健康影响因素跟踪调查的研究数据表明，医疗服务利用率的提高使得参合农民的健康水平提升了 3%～5%。

2013 年第五次卫生服务调查显示，2008～2013 年间，全国范围内调查人口两周内新发病例未就诊的比例明显下降，由 2008 年的 38.2% 降至 2013 年的 27.3%，下降了 10.9%。农村地区由 35.6% 下降到 22.0%，下降了 13.6%。农村居民对门诊医疗资源的利用率提升程度更明显，如图 1-4-8。

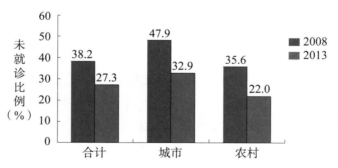

图 1-4-8　不同年份调查两周新发病例未就诊比例（%，2008～2013）

数据来源：2013 年第五次卫生服务调查

1　国务院深化医药卫生体制改革领导小组简报（第 184 期）．http://www.nhfpc.gov.cn/tigs/ygjb/201702/d02afa8154f5406fb908a1aef2a0300f.shtml.

从住院情况来看，2003～2013 年，全国范围内调查人口需住院而未住院的比例呈明显下降趋势，由 2003 年的 29.6% 降至 2013 年的 17.1%，下降了 12.5%，其中城市地区由 27.8% 降至 17.6%，下降 10.2%，农村地区由 2003 年的 30.3% 降至 2013 年的 16.7%，下降了 13.6%，农村地区调查人口需住院而未住院的比例降幅高于城市人口的降幅。农村居民对住院服务的利用率提升程度更显著，如图 1-4-9。

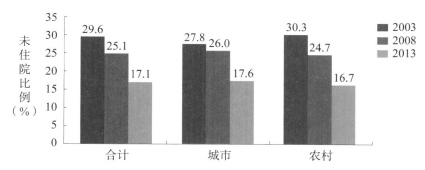

图 1-4-9 不同年份调查两周新发病例未就诊比例（%，2003～2013）

数据来源：2013 年第五次卫生服务调查

（二）提升农民医疗服务利用率的做法

按照世界卫生组织的标准，衡量一个国家人民健康水平的指标主要包括：人均期望寿命、婴儿出生率和孕产妇死亡率。我国人口的预期寿命从 1990 年的 68.55 岁涨到 2010 年的 74.83 岁。一方面，新农合通过对孕产妇住院分娩给予定额补助、新生儿自动参合并获得补偿等措施，提高了妇女、儿童对医疗服务的利用并对他们的健康状况产生了积极的影响[1]。另一方面，新农合助力公共卫生服务，遏制传染病流行，促进基本公共卫生服务均等化，也促进了农村地区健康水平的提升。

2005 年，由原卫生部、财政部和国务院妇女儿童工作委员会共同组织实施的"降消项目"已扩展至 1000 个县，覆盖 3 亿多人，对于提高贫困地区孕产妇住院分娩率发挥了重要的作用。2007 年原卫生部、财政部和国家中医药管理局《关于完善新型农村合作医疗统筹补偿方案的指导意见》明确指出，将孕产妇住院分娩纳入新农合的补助范围，之后新农合逐年加大了对住院分娩的补助资金投入和宣传教育的力度对提高农村妇女住院分娩也起到积极作用，我国农村地区孕产妇住院分娩率提升明显。由 1999 年的 61.5% 提高到 2013 年的 96.8%。我国居民孕产妇死亡率由 34.20 人 /10 万（2008 年）下降至 21.7 人 /10 万（2014

---

1 陈竺. 中国新型农村合作医疗发展报告 [M]. 人民卫生出版社，2013：131.

年），新生儿死亡率由 14.9（2008 年）降至 8.9（2014 年）。这说明我国农村地区居民的健康水平显著提升。

表 1-4-2　我国农村地区孕产妇住院分娩率及次均住院分娩补偿比情况

	2002	2008	2009	2010	2012	2013	2014	2015
住院分娩率	71.60	92.30	–	96.70	–	96.80	–	–
次均住院分娩补偿额	–	–	328.51	391.24	452.44	538.78	683.57	701.54

新农合制度助力公共卫生服务，遏制传染病流行，促进基本公共卫生服务均等化。新农合基于当期流行性疾病防御的需求，将制度由事后救济的重心转移为事前防御，极大地改善了我国居民的身体素质。

2008 年国家原卫生部《关于规范新型农村合作医疗健康体检工作的意见》，明确因地制宜地开展新农合健康体检工作，促进农村居民早发现和早治疗健康问题，有效的防止大病发生。

2009 年，原卫生部发布《关于做好新型农村合作医疗支持甲型 H1N1 流感防治工作的通知》，明确充分发挥新型农村合作医疗在甲型 H1N1 流感防控工作中的保障作用。

2010 年，《卫生部办公厅关于做好新型农村合作医疗支持手足口病防治工作的通知》（卫办农卫发〔2010〕127 号）明确充分发挥新型农村合作医疗在手足口病防控工作中的保障作用，维护人民群众健康。《关于做好新型农村合作医疗支持人感染 H7N9 禽流感防治工作的通知》（卫发明电〔2013〕19 号），明确充分发挥新型农村合作医疗对感染 H7N9 禽流感疫情人群的保障作用，以缓解农村患者的医药费用负担，协同做好防控和救治工作。这些相关政策对传染病的防控起到积极作用。

第五节

与多种制度政策配套　产生良好社会效应

新农合制度与多种制度政策配套实施，共同对医疗卫生服务体系、城乡融合产生了良好的社会效应。主要包括：响应国家的精准扶贫，让医改红利惠及贫病农民；衔接医疗救助制度，共同筑起农村医疗保障网；践行分级诊疗制度，促进基层医疗资源的使用。

一、响应精准扶贫政策　医改红利惠及贫病农民

精准扶贫、精准脱贫战略，是利用中国独特的政治优势和制度优势，采取集中资源、瞄准扶贫对象、实现扶贫对象精准脱贫的一整套战略和实施安排。给予贫病农民以医疗保障是精准扶贫战略的应有之义。由于我国贫困人口主要分布在农村地区，新型农村合作医疗制度积极响应国家的精准扶贫政策，各地部署健康脱贫工程，以诊断病种和扶持对象为主要参考依据，调整补偿政策，有效缓解了因病致贫和因病返贫现象，让广大贫病农民享受到医改红利。

2016 年，贫困人口住院实际补偿比达到 67.6%，全国分类救治贫困患者 200 多万人，全国已有 74% 的贫困县实行贫困人口县域内住院先诊疗后付费和"一站式"即时结算，有效减轻贫困人口看病就医经济负担[1]。

（一）响应健康扶贫工程让贫病农民安心看病

案　例

安徽省 351 健康扶贫　设立新农合大病保险绿色通道[2]

李某是萧县一名普通的参合农民，他因急性白血病住院治疗，一个原本还算幸福的家庭立刻陷入窘境，李某向亲戚朋友东拼西凑借钱医治，先后赴徐州和南京治疗，共花费 29.2 万元，新农合累计为他报销医疗费 16.96 万元，大病保险补偿 11.27 万元，李某最终自负 9700 元，有效减轻了因此次患病给家庭带来的沉重经济负担。

安徽省萧县农合办发挥专业优势，针对贫困人口出台了"三保障一兜底"和"五免两降四提高一兜底""351""190"等一系列健康脱贫政策，设立大病保险报销绿色通道，为贫困患者构筑健康脱贫保障网。2017 年第一季度，新农合大病保险为 608 名贫困大病患者补偿医疗费 512.14 万元。

李某只是贫病农民受惠于实施健康脱贫工程的一个缩影。2016 年，国家卫生计生委会同国务院扶贫办等 15 个中央部门制定印发《关于实施健康扶贫工程的指导意见》（国卫财务发〔2016〕26 号）。一年来，有关部门围绕努力防止因病致贫、因病返贫，精准施策、综合施策，推动健康扶贫工程实现良好开局，取得明显成效[3]。从医疗保障层面来看，贫困人口

1　实施健康扶贫工程防止农村贫困人口因病致贫因病返贫 [EB/N]. http://www.nhfpc.gov.cn/wangpa/ldhd1/201703/399de486b5e044a89dfed9e8c1ff596e.shtml.

2　健康扶贫"351"大病重病不再愁 [EB/N]. http://www.luaninfo.com/Item/762265.aspx.

3　《健康扶贫工程"三个一批"行动计划》解读 [EB/OL]. http://www.nhfpc.gov.cn/caiwusi/s3578c/201704/76fb599e9b91427e891396edd5bb6ea8.shtml.

医疗保障水平明显提高。城乡居民基本医保（新农合）、大病保险对贫困人口实现全覆盖，重特大疾病医疗救助逐步覆盖贫困人口。新农合政策范围内住院费用报销比例提高 5% 以上，大病保险报销起付线降低。

各地政府积极部署本地健康扶贫策略。例如，案例中提到的安徽省健康脱贫兜底"351"工程，针对农村建档立卡贫困人口在省内医疗机构发生的住院、特殊慢性病门诊及限额内门诊费用合规费用纳入政府兜底保障范围；同时，为贫困人口出院时实现"一站式"结算，即时结算基本医保、大病保险、医疗救助、政府兜底以及个人自付费用。贫困人口只需交纳个人自付费用。安徽省各地推出这项工程后，成效明显。合肥市 2017 年 1 ~ 5 月，获得兜底保障 3565 人，支出贫困人口兜底保障资金 414.62 万元[1]。砀山县 2017 年 1 ~ 11 月，获得兜底保障 48451 人次，支出贫困人口兜底保障资金 957.4 万元。宿州市埇桥区实施贫困人口大病补助 2191 人次，补偿 749.83 万元。

贵州省 2017 年 9 月下发《进一步完善医疗保障机制助力脱贫攻坚三年行动方案（2017 ~ 2019 年）》，为提高政策措施的精准度，贵州省对贫困人口实施"两提高、两降低、一减免"优惠政策。其中，"两提高"是指提高门诊、住院报销比例：提高基本医保报销比例不低于 5 个百分点，村乡两级门诊报销比例达到 65% ~ 95%，住院报销比例乡、县、市、省级分别达到 85% ~ 95%、75% ~ 85%、65% ~ 80%、60% ~ 70%；大病保险报销各档赔付比例提高不低于 10 个百分点，达到 60% ~ 100%，扩大报销病种，将保障范围扩大到罹患 36 种慢性病的建档立卡农村贫困人口门诊医疗费用。"两降低"是指降低转诊住院起付线，降低大病保险报销起付线（降幅不能低于 50%，且起付线不得高于 3000 元）；"一减免"，是指减免转诊在省级新农合定点医疗机构住院起付线[2]。截至 2017 年 8 月底，贵州省共救治农村贫困人口 100.06 万人次，新农合基本医疗保险、大病保险、医疗救助、医疗扶助四种医疗保障共报销 20.03 亿元，政策范围内补偿水平超过 90%。

（二）让健康扶贫惠及流动农民工

1. 新农合覆盖 90% 以上的流动人口

《中国流动人口发展报告 2016》显示，2015 年，中国流动人口规模达 2.47 亿人，占总人口的 18%。人口流动整体趋于稳定化、家庭化，定居意愿普遍增强。新生代和 40 岁以上流动人口占比持续提高，人口的服务管理需求日趋复杂多样。2015 年 50 岁以上的农民工数量占全部农民工的比重高达 17.9%，身体精力等原因使得这些农民工异地就医的需求旺盛，因此，异地就医即时结报也成为民生话题的最热关键词之一。

2017 年，为重点解决外出务工人员的跨省就医结算问题，原国家卫生计生委办公厅发

---

1 合肥实施健康脱贫兜底 351 工程　贫困者看病有定心丸. http://ah.sina.com.cn/news/m/2017-06-26/detail-ifyhmtcf
2878370.shtml[EB/OL][2018-01-08].

2 贵州省：用"健康扶贫"为贫困群众撑起健康"保护伞"[EB/N]. http://www.rmlt.com.cn/2017/0915/495890.shtml.

布《关于进一步做好新农合异地就医结算工作的通知》（国卫办基层函〔2017〕1066号），要求进一步扩大新农合异地就医定点医疗机构范围，实现每个县（市、区）至少有1所县级医院成为定点医疗机构的目标，同时，鼓励在农民工聚集地区适当增加群众就近和急诊就医的基层医疗机构，将符合条件的社区卫生服务中心、乡镇卫生院纳入定点范围，扩大定点医疗机构联通范围，提高参合患者对基层医疗资源利用的可及性。

图1-5-1显示，2000年与2010年相比，流动人口结构发生了较大变化，10~30岁的青幼年人比例有所下降，而30~60岁的中老年人比例上升。

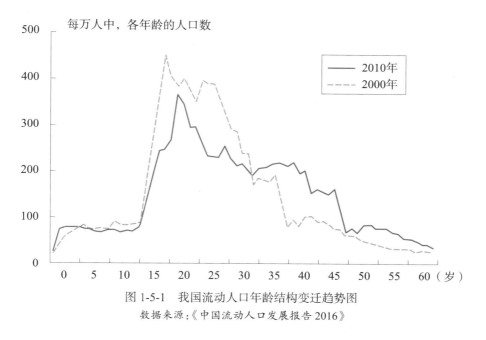

图1-5-1 我国流动人口年龄结构变迁趋势图

数据来源：《中国流动人口发展报告2016》

《2015年全国流动人口卫生计生动态监测调查报告》显示，我国流动人口84.4%为农业户口，13.7%为非农业户口，居民户口占1.9%。流动范围上，64.2%属于跨省流动，25.4%为省内跨市流动，10.4%为市内跨县流动。其中，长三角、珠三角和环渤海经济带吸引了全国近七成流动人口，分别为32.6%、27.4%和9.9%。

根据凌莉2014年对广州流动人口的专项调查，流动人口"两周应就诊而未就诊"比例高达46.42%，远高于2013年国家卫生调查中户籍人口的15.5%。

2015年，89.3%的流动人口至少参加一种医疗保险，比2011年提高21个百分点。这组数据显示，医保覆盖率超过90%，其中以新型农村合作医疗为主（50.71%）。这意味着实现新农合跨省异地就医直接结算服务迫在眉睫。

2. 专门开通农民工异地就医服务渠道

通过对近年农民工流向和患者需求分析发现，北京、上海、浙江、江苏、广东、福建、河北、湖北和湖南等9个省份为农民工流入和患者需求重点省份，其中东部六省占全国流动人口的 88.7%，新农合跨省就医人次占新农合全国跨省就医人次的 40%。为此，国家卫生健康委员会委借助各省网络基础，专门制定加快实现农民工跨省就医医疗机构与国家新农合信息平台联通的技术方案。经过近两年的努力，截至 2017 年 11 月，共确定新农合跨省就医联网结报定点医疗机构涉及全国 31 个省份 2096 所，已联通 1822 所，其中，二级及以下医疗机构 1206 家。

二、衔接医疗救助制度　点面结合保障大病

医疗救助制度与新农合制度从建立之初并行运行。15 年来，在一定程度上共同消除贫困人口在卫生服务可及性的资金障碍，形成救助合力，提高健康投资的效率，促进社会公平与效率均衡。

表 1-5-1　2004～2013 年我国农村医疗救助资金使用情况

年份	基金支出（亿元）	资助参合资金（亿元）	大病救助支出（亿元）	救助人次（万人）	资助参合人次（万人）	人均资助参合水平（元）	大病救助人次（万人）	人均救助水平（元）
2004	13.5	0.65	3.78	640.7	408	15.9	232.7	162.4
2005	7.8	0.95	4.8	854.5	654.9	14.5	199.6	240.5
2006	13.1	2.6	8.8	1559	1317.1	19.7	241.9	366
2007	28.1	4.8	20.5	2896	2517.3	19.1	377.1	543
2008	38.3	7.1	27.4	4191.9	3432.4	20.7	759.5	360.3
2009	64.6	10.5	49.4	4789.1	4059.1	25.9	730	676.6
2010	83.5	14	67	5634.6	4615.4	30.3	1019.2	657.1
2011	120	–	–	6297.1	4425.3	45.6	–	635.8
2012	132.9			5974.2	4490.4	57.5		721.7
2013	–	30			4868.7	61.7		–
2014		32.3			5021.7			
2015	–	36.8	–		4546.9			

数据来源：中华人民共和国民政部，2004～2009 年民政事业发展统计报告，2009～2013 年社会服务发展统计公报

注：2014 年开始城乡居民医保和新农合整合，2014 年统计公报提供的为参合参保合并数据；2015～2016 年社会服务发展统计公报则只提供了城乡居民基本医疗保险统计数据，故本表未能更新到最新年份数据

表 1-5-1 展示了我国农村医疗救助资金的使用情况。通过数据分析，可以看出，农村医

疗救助自建立以来，资助农民参合就是其任务之一；同时，大病救助人次占救助人次的比例以及支出占基金支出比逐年攀升至稳定水平。

当然，可以看到并不是随着年份的增加资助参合的资金和大病救助人次增长，并且救助数量和支出也并不稳定。主要的原因是：

1. 新农合制度是从试点走向全面铺开的。2007 年以前只有部分省份部分区县试点，2007 年以后才开始全面推开，并且推行需要一定时间，带有明显县域统筹特点的新农合制度和医疗救助衔接也需要具体的制度架构设计时间，当地农民从认识农合到踊跃参加也需要一定时间。

2. 从各地方政府财务部门公布的政府支出来看，2009 年前并没有农村医疗救助支出应占财政支出的规模界限，也没有农村医疗救助中资助参合资金应有的比例，各地方政府往往根据本年度的财政收支情况来决定下一年度农村医疗救助的拨款额，造成各地方政府对贫困地区的卫生费用支出混乱，中央拨付救助金要求地方按一定比例配套的政策未得到有效落实。2009 年民政部和原卫生部公布的《关于进一步完善城乡医疗救助制度的意见》（国办发〔2015〕30 号）明确规定各地区应设置资助参合资金在农村医疗救助支出中的比例，此后各地纷纷出台相关政策，使得 2010 年后资助参合资金较以前有了质的飞跃。

3. 精准扶贫政策对农村医疗救助有一定的影响。一方面，精准扶贫政策推行的力度逐年增大，财政拨款的数额也逐年递增，使得贫困人口数量减少，脱贫农民能够逐渐承担新农合的起付线水平，医疗救助需保障的人数因此随之减少。另一方面，精准扶贫政策的渗透能力是极强的，其所提倡的"精确识别、精确帮扶、精确管理"对农村医疗求助制度的实施也产生了很大影响。各地方政府陆续出台了《关于提高农村贫困人口医疗救助保障水平促进精准扶贫的实施方案》，明确指出农村医疗救助也应精准定位贫困对象，依据贫困人口需求加大医疗帮扶力度，提高了医疗资源的救助效率。

三、结合分级诊疗制度　促进基层医疗资源使用

"十三五"医改规划将建立科学合理的分级诊疗制度作为工作重点。建立"基层首诊、双向转诊、急慢分治、上下联动"的分级诊疗模式需要医疗保障制度作为经济杠杆发挥作用，新农合制度自建设之初即以引导基层就医为初衷，二者目标具有高度统一性。自 2015 年开展分级诊疗试点以来，各地新农合制度通过区分层级、病种，利用差异化补偿比例引导建立科学合理的分级诊疗秩序制度，同时针对农村三级医疗服务体系特点，大胆探索新型服务模式，促进基层医疗资源充分利用。

引导患者"愿意去"基层医疗机构就医。新农合的报销比例和范围直接关系到该制度对农民的保障水平。合理的报销比例设置可以引导医疗资源的合理流动，如对不同等级的医疗机构给予不同的报销比例，促使优质的医疗资源下沉，同时可以引导患者到基层去，

促进分级诊疗，这样就有利于解决农民看病难、看病贵的问题。新农合制度在确保政策范围内住院费用报销比例稳定在 75% 的基础上，普遍以 5%-10% 的差距拉开了不同级别医疗机构的报销比例，并随着医疗机构级别的上升同时提高起付线，利用经济杠杆和利益驱动引导需方分级就诊秩序形成。如《安徽省新型农村合作医疗统筹补偿指导方案（2016 版）》规定，一级医院政策范围内住院费用报销比为 90%，县城一级二级医院为 85%，城市一级二级医院为 80%，城市三级医院为 75%[1]；《2017 年西安市城乡居民基本医疗保险补偿方案（暂行）》规定，一级医院起付线为 150 元、补偿比例 85%，二级医院起付线为 400 元、补偿比例为 75%，市三级医院起付线为 2000 元，补偿比例为 65%，省三级医院起付线为 3000元，补偿比例为 55%[2]；《吉林省 2017 年新农合统筹补偿方案》规定，乡镇卫生院住院费用500 元以上报销比例为 85%，县级医院为 75%，市级医院为 60%，省级医院为 55%[3]。

确保基层医疗机构"接得住"。部分省份利用限定病种的方式明确基层医疗服务内容，将新农合制度作为调节杠杆，从基层服务能力入手引导农村居民基层医疗机构就诊。

案 例

甘肃省和安徽省关于新农合结合分级诊疗服务的做法

2014 年，甘肃省发布的《甘肃省分级诊疗工作实施方案》就确定了县级医疗机构 100 个分级诊疗病种和乡镇卫生院（社区卫生服务中心）50 个分级诊疗病种，规定符合分级诊疗病种诊断的新农合患者原则上只能在参合地相应级别的定点医疗机构就诊，不得越级诊疗。执意要求转诊并经过医疗机构、新农合管理机构审批同意转诊的分级诊疗病种患者，新农合资金 2015 年按照该病种在转出医疗机构定额标准的 50% 报销，2016 年按照 20% 的比例报销，2017 年不予报销。2016 年《甘肃省人民政府办公厅关于推进分级诊疗制度建设的实施意见》提出，在总额预付的基础上，加快推进按病种、按人头付费等复合型付费方式，城乡居民统一执行乡级医疗机构 50+n 种、县级医院 250+n 种、省市级医院 50+n 种分级诊疗病种要求。

2015 年《安徽省关于开展分级诊疗工作的实施意见》提出"2015 年，分步实施分级诊疗病种，重点做好高血压、糖尿病、冠心病、脑卒中、股骨颈骨折、腰椎间盘突出症等 6 种常见病种的分级诊疗；2016 年，扩大分级诊疗病种数量，完善常见病种分级诊疗指南并形成规范；2017 年，医疗服务体系分工协作机制基本形成，建立 20～30 种常见病、多发病为重点的分级诊疗规范"。

---

1 http://www.ahwjw.gov.cn/wjwxxgk/infodetail1376.html.

2 http://www.weiyang.gov.cn/websac/cat/388592.html.

3 http://jllh.gov.cn/xxgk/zwgkdh/zcjd/201707/t20170726_125614.html.

激励三级医院"舍得放"。随着医疗保障制度覆盖广度和深度的不断提升，作为医疗服务行为有效的激励作用越加明显。新农合制度在支付方式和管理机制方面不断创新，根据新农合大多数以县级为统筹单元的特点和参合农民县域内就诊比例高的趋势，选择在县域内组成更接近基层、更紧密的县域医共体，建立以分级诊疗为导向的经济利益一体化激励机制，以"县医院为龙头，乡镇卫生院为枢纽，村卫生室为基础"的县乡一体化管理，并与乡村一体化有效衔接，充分发挥县医院的城乡纽带作用和县域龙头作用，形成县乡村医疗卫生机构分工协作机制，构建县乡村三级联动的县域医疗服务体系，从主观上推动县级医院下放适宜基层诊疗的患者。

案　例

安徽省县域医联体建设下的新农合支付方式改革控费效果良好

2015 年，安徽省开始县域医共体探索，改革医保基金对县域医联体的支付方式，实行按人头总额预算包干，超支不补，结余全部留用。新农合按不超过当年筹资总额提取风险基金后的 95% 作总预算，并将总预算转换成参保（合）人头费（对应辖区每个参保参合居民），交由县域医联体包干，负责承担辖区居民当年门诊和住院服务、必要的转诊以及医保补偿方案规定的费用报销。县外住院病人（含大病保险享受者）报销从总预算中支付，结余资金由县域医联体成员单位合理分配、自主支配。对县域医联体之外的县内其他定点医疗机构收治的医保病人，由县域医联体牵头单位以购买服务方式与之结算。

在这种模式下，2015 年，安徽省第一批 15 家县域医共体内就诊率由前三年均值的 89% 首次突破到 91.01%，乡镇卫生院、县级医院和县外医院住院人次占比分别为 49.11%、41.90% 和 8.99%，县内医疗机构住院人次占比增长 2.3 个百分点，县外住院率缓慢下降，降幅最大达 7.5%，平均总体下降 2.62%，住院人员平均回流 7%[1]。2016 年上半年，安徽省 40 个医共体试点县县外住院病人数分别同比减少了 11.87% 和 8.20%。与 2014 年同期比，试点县住院总费用减少了 6.38 亿元，次均住院费用减少 221 元，新农合资金支出减少 4.02 亿元，农民个人负担减轻 2.36 亿元。在节约费用的同时，通过与非试点县比较，试点县实际补偿住院患者的费用较非试点县提高了 6.34%[2]。安徽省新农合管理中心数据显示，安徽省县域医共体试点与新农合结合以后，县外就医的费用比例明显下降，县级就医费用比例显著

1　王文婷，陈任，马颖，等．分级医疗背景下的安徽县域医疗服务共同体实施路径 [J]．中国卫生资源，2016，19（6）：470-474.

2　安徽将扩大"县域医共体"试点县范围　明年新增 25 县 [EB/N][2017-12-2]．http://www.ahwang.cn/anhui/20161205/1585891.shtml.

上升。同时，2015 年后的基金结余显著提升[1]。这表明融入医共体建设的新农合对有效控制不合理医疗费用的上涨起了一定的作用。

表 1-5-2 研究地区基金结余情况及参合患者不同级别医疗机构中住院费用构成情况（万元，%）

	县外		县级		乡级		基金结余（%）
	费用	构成比	费用	构成比	费用	构成比	
2014	38094	43.01	41883	47.29	8595	9.70	17.75
2015	37586	44.98	39657	47.45	6325	7.57	18.31
2016	44317	41.40	55390	51.75	7330	6.85	24.00

结合分级诊疗制度建设的同时，新农合制度通过对基层医疗机构的政策倾斜也促进了农民对基层医疗服务的利用，新农合制度在推动更多的患者就医，尤其是流向基层医疗机构方面发挥了一定作用，也促进了基层医疗机构的基础建设和人力发展，在推进农村医疗卫生服务体系重建方面有着关键且重要的意义。图 1-5-2 数据显示，1983 ~ 2015 年，乡镇卫生院的病床使用率总体呈先下降后上升的趋势，1983 ~ 2001 年逐年下降，由 56.6% 降至 31.3%，之后开始上升，2013 年达到峰值 62.8%，从 2009 ~ 2015 年基本维持在 60% 上下。可以看出，随着新农合制度的确立、实施、推广，乡镇卫生院的病床使用率也在逐步提升，患者对乡镇卫生院的医疗资源利用率在新农合制度的推进下得到有效提升。

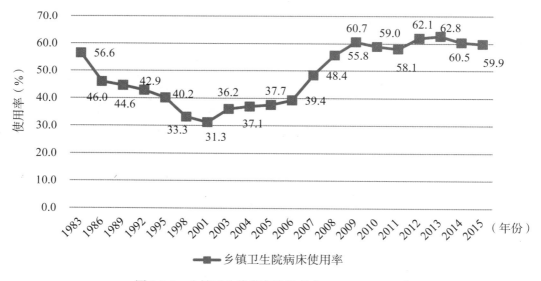

图 1-5-2 乡镇卫生院病床使用率（%，1983 ~ 2015）

---

1 梁朝金. 安徽省县域医共体实施背景下新农合费用利用情况研究 [D]. 安徽医科大学，2017.

同时，研究发现，新农合制度的实施确实改变了农民的就诊流向。例如，李亚楠等在 2012 年发现农民患者到村诊所就诊的比例增加了 10% 以上[1]，苗艳青和张森于 2018 年的研究发现新农合制度缓解了县级和县级以上医院患者过多的压力[2]。张琳在研究新农合实施效果时发现，新农合减少了参合者"有病不医"的可能性，尤其是减少了"因经济困难未就诊"情况的发生，另外，新农合显著促进了患者对门诊服务和住院服务的利用，并且这种促进作用在低收入人群中更加明显[3]。这些调查的结果与统计年鉴的结果基本保持一致。

可以看出，新农合制度与分级诊疗制度的结合，在提高农村居民的卫生服务利用，引导就医流向，减少自我治疗行为等方面发挥了一定的作用，并通过提高服务利用，间接促进了农村医疗服务机构的能力建设；通过政策调控的手段，新农合对医疗卫生资源配置产生影响，使网底服务的吸引力有所增加，可以说，新农合一定程度上盘活了基层医疗服务机构。

第六节

国际评价向好　为发展中国家提供借鉴经验

一、合作医疗是发展中国家解决卫生费用的唯一范例

农村合作医疗制度是我国早期医疗卫生事业积极探索的成果。集体经济时代，农村三级医疗保健网、"赤脚医生"以及合作医疗曾被认为是提高农村健康业绩的"三大法宝"。其中，农村合作医疗制度为提高农民身体素质、保障农民健康、促进农村经济社会发展创造了必要的条件；同时，它在较短的时间内，使严重危害农民健康的传染病、地方病逐步减少或消灭，从而有效地保护了农村劳动力，缓解了农村劳动力短缺的矛盾和问题，使农业生产得以恢复。

1　李亚楠，陈在余，马爱霞. 新型农村合作医疗制度对农民就医流向的影响——基于"中国健康与营养调查"数据的双重差分估计. 湖南农业大学学报（社会科学版），2012，（3）

2　苗艳青，张森. 新型农村合作医疗制度实施效果：一个供需视角的分析. 农业经济问题，2008，（11）.

3　张琳. 我国新型农村合作医疗实施效果的实证研究. 山东大学，2013.

20 世纪 80 年代，世界银行和世界卫生组织的考察报告中肯定了中国当时的基层卫生保健系统，高度赞扬了中国农村实行的合作医疗制度，认为这项制度是"发展中国家群众解决卫生经费的唯一范例"，并积极向其他发展中国家推荐。1974 年 5 月的第 27 届世界卫生大会上，第三世界国家普遍表示热情关注和极大兴趣。

二、改善农民医疗服务的可及性得到国际关注

KimSinger Babiarz[1] 在对 2004～2007 年中国 5 省调查数据进行系统分析之后发现，对于个体而言，参合农民增加了对村卫生室医疗卫生服务的利用，但其对整个医疗卫生服务的总利用量并没有发生变化，参合农民的自付比例和灾难性卫生支出的发生比例都有一定程度降低。Adam Wagstaff[2] 通过分析 12 省的面板数据发现，新农合增加了门诊和住院病人对医疗服务的利用水平（提高 20%～30%），但是对较贫穷居民在降低自付费用和提高医疗服务利用方面没有影响。Liu D 和 Tsegai DW[3] 在分析中国健康与营养调查（CHNS）数据时发现，新农合制度对于提高较贫穷居民和西部地区的医疗服务利用水平起到积极的作用。

新农合制度提高了我国卫生费用使用率，释放了农民的就医需求，为全国卫生总费用的提升做了重要贡献。作为国际通行指标，卫生总费用被认为是了解一个国家卫生状况的有效途径之一，按照世卫组织的要求，发展中国家卫生总费用占 GDP 总费用不应低于 5%。根据国家统计局及《2015 年我国卫生和计划生育事业发展统计公报》数据，我国包括政府卫生支出、社会卫生支出及个人卫生支出在内的卫生总费用由 2010 年的 19 980.4 亿元增至 2015 年的 40 587.7 亿元，年均复合增长率为 15.2%。卫生总费用占我国 GDP 的比重也不断提升，从 2010 年的 4.9% 增长至 2015 年的 6.0%。卫生部组织研究发布的《"健康中国 2020"战略研究报告》提出"到 2020 年，主要健康指标基本达到中等发达国家水平"，其包括的 10 个具体目标之一即为到 2020 年，卫生总费用占 GDP 的比重达到 6.5%～7.0%，未来我国医疗卫生支出在国民经济中的重要性将得到进一步提升。近年来我国卫生总费用及其占 GDP 比重情况如图 1-6-1 所示：

1　Babiarz KS, Miller G, Yi H, et al. New evidence on the impact of China's New Rural Cooperative Medical Scheme and its implications for rural primary healthcare: multivariate difference-in-difference analysis.[J]. BMJ (Clinical research ed.), 2010, 341(7779):c5617.

2　Wagstaff A, Lindelow M, Jun G, et al. Extending health insurance to the rural population: an impact evaluation of China's new cooperative medical scheme[J]. Journal of Health Economics, 2009, 28(1):1-19.

3　Liu D, Tsegai D W. The New Cooperative Medical Scheme (NCMS) and its Implications for Access to Health Care and Medical Expenditure: Evidence from Rural China[J]. Discussion Papers, 2011.

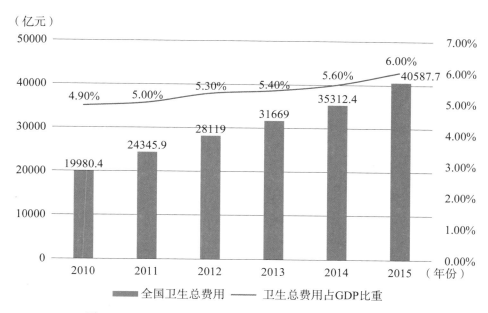

图 1-6-1　2010～2015 年我国卫生总费用及其占 GDP 比重情况

数据来源：公开资料整理

与此同时，我国人均卫生总费用水平 2010～2015 年间也始终保持两位数的增速，从 2010 年的 1490 元增长至 2015 年的 2952 元，年均复合增长率达到 14.7%。近年来我国人均卫生总费用及其增长情况如图 1-6-2 所示：

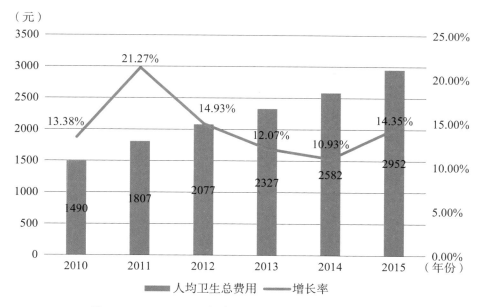

图 1-6-2　2010～2015 年我国人均卫生总费用及其增长状况

三、实现医保全民覆盖引起广泛关注

全民覆盖是国际医保制度的整体趋势。2010 年世界卫生报告《卫生系统筹资－实现全面覆盖的道路》中指出，医疗保险制度实现全面覆盖需要考虑 3 个维度，分别是覆盖人群、覆盖服务范围和覆盖地区的补偿水平，从侧面也阐述了对全面覆盖的要求。为了达到全民覆盖，国家需要从三个方面进行努力，扩大医疗保险的覆盖人群，扩大保险覆盖的服务，让保险基金支付更多的医疗费用。

2012 年，国际劳工组织发布《中国的最新革命：惠及全民的基本医疗服务》报告，肯定中国近年来推行的惠及全民的医疗保险制度。报告认为，中国近年来在推进基本医疗服务方面取得的成就不止是一次"改革"，而且堪称一场"革命"。报告提到以 2003 年为分界点，中国大力推进面向农村人口和城镇居民的医疗保险；并赞许道"到 2011 年底，中国参保人数已达到 13 亿人，拥有了全球最大的医保体系。"

2013 年，世界卫生组织发布《中国—世界卫生组织国家合作战略 2013～2015》报告。该报告认为，中国对改善全球卫生做了重要贡献，其中医改下的农村县乡村三级医疗网和新型农村合作医疗制度，促进中国卫生服务覆盖范围的扩大，降低了患者自费占卫生总费用的比例。

2016 年，世界卫生组织发布《中国—世卫组织国家合作战略 2016～2020》报告。在该报告指出，中国在千年发展目标方面取得空前进展，表现在基本医疗保险几乎实现全民覆盖（已覆盖 95% 的人口），卫生总费用在过去 20 年中增加了将近 40 倍，人民更长寿、更健康。

2017 年，全球著名医学杂志《柳叶刀》公布了基于"可持续发展目标"标准进行的数据评估和全球排名，结果显示，中国在去年的评估中排在第 92 位。今年，上升至 74 位，是全民健康覆盖进步最快的国家之一[1]。

之所以中国的全民医保受到全球的瞩目，与农村建立起以新农合为基本保障的医疗保障网是密不可分的。新农合从本国实际情况出发，试点先行，总结经验，逐步推广的原则为其他发展中国家提供了借鉴；同时，其与扶贫政策的结合是全球减贫行动中的重要组成部分。联合国发展报告指出，中国对全球减贫的贡献率超过 70%。新农合促进农民合理使用卫生服务起到了一定作用，从而有利于缩小我国与发达国家的卫生费用支出的差距，缓解因病致贫和因病返贫现象。

---

1 Global, regional, and national incidence, prevalence, and years lived with disability for 328 diseases and injuries for 195 countries, 1990–2016: a systematic analysis for the Global Burden of Disease Study 2016[R]. http://www.health-data.org/research-article/global-regional-and-national-disability-adjusted-life-years-dalys-359-diseases-and.

第二章

新农合制度:
为农民安心看病织密网

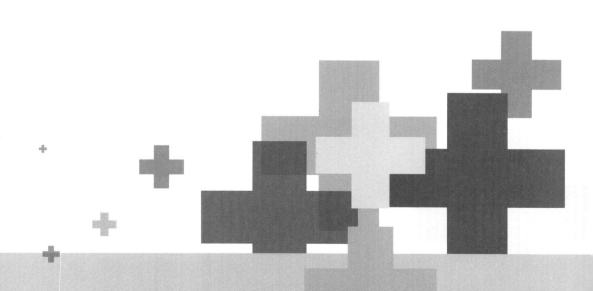

互助共济筹基金　门诊住院皆补偿

新农合制度为民利民，互助共济。互助共济是指组织内的成员互相帮助、同舟共济抵御风险的一种精神，也是一种方法[1]。新农合基金的性质是医疗保险基金，其筹集严格按照国家有关法律和政策的规定，用于补偿参合农民的医疗卫生保健支出，专款专用，设立专户。

新型农村合作医疗由政府组织、引导和支持，农民自愿参加，个人、集体和政府多方筹资。实行县、乡、镇共管体制，各村村民在户籍所在地参加合作医疗。新农合制度以大病统筹为主，兼顾门诊补偿。在医药费补偿方面，与传统合作医疗相比，新型农村合作医疗以"大病"（住院）医药费用补偿为主，兼顾"小病"（门诊）费用补偿，并且实行分级、分段、分项的补偿办法，重在"保大"[2]。

一、新农合基金筹集特点

新农合基金筹集主要有以下特点：①始终遵循自愿原则：主要采用以家庭为单位的筹资方式。②采用差异化的筹资模式，一方面鼓励有条件（主要指经济水平高）的省市提高对本地区参合人员的财政补贴水平，另一方面鼓励地区加快发展的同时，国家加大对经济发展水平较差省市的财政转移，以缩小地区间制度保障的差异，促进地区间协调、平衡发展。③以年度为单位，国家确定统一筹资基准的前提下，地方根据本地区实际情况，确定地区年度的筹资标准。

（一）户籍地自愿参合原则

2003 年，原卫生部、财政部和农业部出台《关于建立新型农村合作医疗制度的意见》（国办发〔2003〕3 号），明确了建立新型农村合作医疗制度遵循自愿原则，确定了个人、集体和政府多方基金筹资模式。

1　何文炯. 论社会保障的互助共济性 [J]. 社会保障评论，2017，1（1）：43-52.
2　李立清. 新型农村合作医疗制度 [M]. 人民出版社，2009：140.

"农民以家庭为单位自愿参加新型农村合作医疗，遵守有关规章制度，按时足额缴纳合作医疗经费；乡（镇）、村集体要给予资金扶持；中央和地方各级财政每年要安排一定专项资金予以支持"。

——国务院办公厅转发卫生部等部门关于建立新型农村合作医疗制度意见的通知

（国办发〔2003〕3号）

1. 遵循自愿原则充分考虑了我国农村社会状况

根据医疗保险的基本理论，自愿参保原则容易产生逆向选择。即，居民会根据自身状况预期医疗费用支出与缴费水平，决定是否参保，平时身体健康水平尚可的人不愿参保，导致一部分人未获得制度性的医疗保障；而大量生病几率更高的老年人或者已经患有疾病的人参保，使得基本医疗保险就失去了分担疾病风险的效果，容易造成医保基金超支。

2003年，新农合试点开始之时，我国农民的医疗保障意识较差。如果采用强制参保，必然会带来抵触情绪，产生更多地社会问题。为此，新农合采取了以家庭为单位参合，建立门诊家庭账户，以家庭为单位分担医疗风险的筹资方式。以家庭为单位的筹资方式，能够保证参合人群相对合理的结构，提高新农合的覆盖面，从而达到风险共济的目标，2005年，678个试点县的行政村参合率达到了97.7%。同时，门诊家庭账户能够兼顾小病患者的利益，让参合农民普遍受益，在一定程度上提高农民参合积极性，还能明显减少对门诊服务的过度利用，是控制门诊费用的有效手段；此外，门诊费用管理也相对容易，没有超支风险，但弱化了风险共担的功能。2008年后，新农合逐步弱化了家庭账户模式，采用门诊统筹的模式，以增强风险共担能力。2009年在全国1/3以上的县（市、区）开始实行门诊统筹，切实提高参合农民的实际受益水平。

2006年，原国家卫生计生委继续强调以家庭为单位自愿参合；但同时鼓励各地根据试点经验，进行农民建立个人账户的缴费方式的探索，充分发挥基层组织的作用，以建立稳定的筹资机制。如果农民个人自愿，经村民代表大会讨论同意，可以由村民自治组织代为收缴农民的个人缴费。

2. 户籍地参合为合理分配医疗资源提供有效参考

新农合制度要求参加新农合的农民在户籍所在地参合。每个统筹区域各自负责本区域基金的平衡，结余归本统筹区域支配和使用。这项规定有助于统筹区域准确掌握本地区医疗保障覆盖范围，根据地区经济水平给卫生支出做出预算，为合理分配医疗资源提供有效参考，最终形成合理的"供需兼补"政策。如果不设定参合地区限制，可能会出现参合人口集中到经济水平更高地区的现象，进而导致这些地区集中就医至"井喷"。

小知识

新农合供需兼补

"供需兼补"是指政府在主导卫生发展过程中，既要补给需方——患者，又要补给供方——医疗机构。补供方是政府须保证居民基本卫生服务，通过专项经费、人员经费等形式，对卫生服务机构直接补偿耗费成本。补需方是政府通过现金补偿、保险费用补偿（如新农合、城镇居民医保补助）及医疗消费后补偿等形式，对卫生服务消费者进行补偿，提高其对卫生服务的购买能力，保证享受到基本医疗卫生服务[1]。在新农合制度的形成、发展过程中，相关管理部门进行了一系列的探索与革新，以期能够达到"供需兼补"的效果。

如图 2-1-1 所示，新型农村合作医疗制度服务供给系统中，政府扮演政策和制度供给者的角色，医疗机构扮演服务供给者的角色，参合农民则是需求者。政府主要通过制度供给和公共财政的配置，来满足医疗保障领域的需求；医疗机构则是通过提供药品供给和医疗服务的方式，来满足患者的需求；而农民主要通过获取医疗卫生服务，享受政府的财政补贴来获得健康保障。

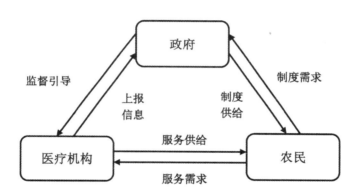

图 2-1-1　新型农村合作医疗制度服务供给系统图

作为补给者，政府一方面需要补给需方，满足农民基本医疗服务要求，以实现人民群众"病有所医"的愿景，最终提高农民的健康水平；另一方面需要补给供方，从基本建设、医疗设备、医疗技术、科研教学、应急救助以及正常消耗的全方位发展提高医疗服务水平。

"政府扮演公共服务的非直接提供者的角色，已成为新公共管理的大趋势[2]。" 2009 年新医改方案出台以后，政府在医疗服务市场当中的角色由直接供给者转换

1　健康报. 补供方还是补需方？不争论先实践 ![EB/N][2018-01-12]. http://health.sohu.com/20071229/n254370100. shtml.

2　简·莱恩. 新公共管理 [M]. 中国青年出版社，2004：4-5.

成了通过购买服务来实现供给的主体，也就是说政府由之前的直接供给公共服务转换成通过选择符合标准的服务提供者来购买他们的服务，并向公共服务的需求者——购买医疗保险的民众提供补贴。

此外，新农合制度运行过程中，政府还扮演监督者的角色，在新农合实施过程中政府要从公平效率出发制定制度、法规等，对筹资环节与基金运行情况进行监督，保证专款专用，对医保经办机构及定点医疗服务机构都要进行评定监督，规范新农合经办机构工作人员的行为和基金运行情况，促进新农合稳定持续发展，从而为参合农户提供有效的医疗保障服务，进而提高我国整体医疗卫生保障水平。

（二）差异化筹资模式

这里的差异化主要有两层含义：一是地区之间实行差异化策略，国家只限定基本线，地区可根据当地经济发展水平因地制宜制定策略；二是贫困人口与非贫困人口筹资模式不同，根据农民自身经济收入情况决定其参合缴费方式。

1. 政府转移支付成为筹资的主要来源

新农合基金的来源包括农民个人缴费、集体筹资、政府补助和社会资助。就各地区的基金筹资来源结构来看，政府补助是新农合基金的主要来源，尤其是地方政府补助在新农合基金中的占比最高。如图 2-1-2 所示，2008~2015 年新农合基金的筹资结构中，财政补助比例高达 81%，其中中央财政补助为 36%，地方财政补助为 45%，个人承担比例占 18%。

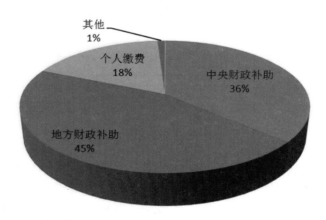

图 2-1-2　2008—2015 年新农合筹资结构比例图
数据来源：《全国新型农村合作医疗运行情况通报汇编（2008-2015 年）》

2. 贫困人口个人参合费用由财政承担

为了减轻农村贫困人口的医疗负担，根据部分地区政策规定，农村残疾人、75~80 岁以上的老人、农村低保户、建档立卡贫困家庭，新农合基金参合费用个人缴纳部分直接享受财政补助。另外，婴儿在出生后 6 个月内，父母只要有一方参合，其即可跟随参合一方享受同等医保待遇。

（三）多样化的筹资手段

在新农合制度初期，基层经办网络不够健全，基层通过上门，或者设立定点收缴参合经费。定点收缴在做好宣传动员基础上，由农民主动交给村委会或管理机构，存入新农合资金专户。同时，新农合针对各地农民生活习惯和身份性质的不同采取多样化的筹资手段。例如：

（1）基层干部包户收缴。为深入宣传，以村委会、居委会为单位，乡村基层干部走村串户收缴，工作人员包户开展筹资工作。

（2）定点集中收费。对于某些农牧民地区，新农合经办机构与农牧民签订参合协议书，利用其他类型费用征收的时机，与其他类型费用一起收取；有的地区探索集中收费和经常性收费相结合的方式，每年第四年度集中收取农民个人缴费的同时，在财税部门设立合作医疗缴费窗口，使参合农民可以常年到缴费窗口缴纳下一年度的合作医疗基金。

（3）联合金融部门代缴代扣。有的地区为了方便农民缴纳参合费用，在农民自愿的前提下，与电费或其他公共事业经费类似通过办理扣缴、代缴卡等方式。或签订《自愿参合协议书》和《委托代扣缴费授权书》，由当地信用社统一代扣费用，提高公共效率；对于外出务工农民，不便于返乡办理新农合资金缴纳的可与信用社签订委托代扣协议，便于筹资和管理。

（4）滚存式预缴费。在全县农村信用社储蓄点开设新农合缴费窗口，参合对象（以户为单位）凭户口册，在办理贷款业务时，将参合农户次年的新型农村合作医疗家庭筹资缴费预存入新农合基金收入户，实行滚动式预缴费。

（5）帮扶贫困户缴费。贫困居民如农村五保户低保户由民政部门、计生部门统筹帮缴。某些地区探索筹集特困人口救助储备资金，一次性筹集三年救助金。

（四）年度筹资水平强调与地区经济发展水平相适应

新农合制度建立初期，在国家层面上只是通过对中央、地方、个人三者间筹资比例及具体数值进行明确，以清晰界定各自权责关系。之后，随着地区间经济水平发展差异的愈发显著，国家逐步给予各地筹资的自主权，采取仅规定补贴总量或比例、由地方分年度逐步完善的方式，并鼓励有条件的地区提高资助水平，实现"多缴多得"。目前，新农合的人均筹资水平已经由2003年的10元/人增长至2017年的460元/人。

二、新农合基金分配与支出特点

新农合基金支出主要用于参合人员的医疗费用补偿，其特点主要包括：①基金支出结构以住院补偿为主，兼顾门诊、体检支出；②基金用于补偿的覆盖面向更广、更细发展；③受分级诊疗制度约束，形成多种基金流向模式，保证参合患者的补偿权益。

（一）新农合基金分配与使用总体情况

新农合基金的筹集主要来源有中央财政、地方财政的拨付，农民个人缴费、利息以及其他类型筹资（例如农村医疗救助资助、集体扶持等）。每年，筹集的资金统一存入新农合专用基金账户中，划拨 10% 作为风险金统一存入省级新农合账户[1]。除此以外，新农合基金账户的构成还包括上年基金结转的部分。

其中，新农合统筹基金是新农合统筹基金全部收入扣除全部支出后的滚存结余，包括"一般统筹基金"和"风险基金"两个明细科目。风险基金用于当期弥补基金非正常超支造成的基金临时周转困难。每个新农合保障周期末进行财务核算时，贷方余额即历年积存的新农合统筹基金结余。

图 2-1-3 展示了新农合历年统筹基金支出与分配情况。可以看出，2008 年以后，统筹基金账户总额稳定在 90% 以上，意味着家庭账户总额在不断缩减。原卫生计生委数据也显示，2008~2012 年，门诊统筹补偿方式由 32.99% 升至 96.50%。统筹基金使用率呈波动趋势，表现不稳定，这主要受到前一年度使用情况、医疗需求等因素的影响。2008 年和 2011 年当年基金分配与使用差距较大，这证明新农合对当年基金使用的预期估算值较高。2009 年统筹基金使用率突然上涨，可能与当年出台的医改政策有关，释放了一部分农民的就医需求。

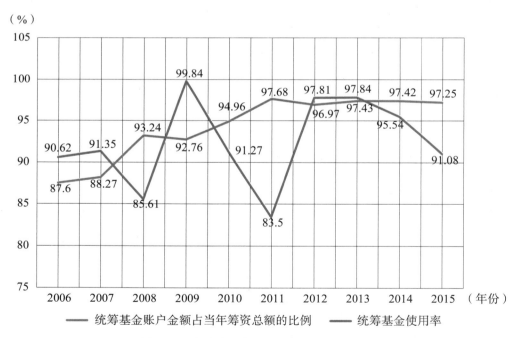

图 2-1-3　新农合历年基金分配与支出情况图

数据来源：《新型农村合作医疗信息统计手册》《全国新型农村合作医疗运行情况通报汇编》

1　财政部、卫生部.《关于建立新型农村合作医疗风险基金的意见》（财社〔2004〕6 号）. 2004/12/22.

用于参合农民医疗费用补偿的新农合统筹基金可以从两个角度分析其组成结构分别是：①从补偿类型来看，新农合统筹基金分别用于门诊补偿、住院补偿、孕产妇正常分娩住院补偿、特殊病种大额门诊补偿、体检补偿、二次补偿。②从就医去向分析，新农合统筹基金主要分别用于报销省级、县级、乡级、村级医疗机构就医费用补偿，新农合统筹基金就医去向的结构可以通过基金流向反映。

（二）新农合补偿覆盖面特点分析

1. 新农合补偿方案涉及面更广

新农合补偿方案主要确定新农合基金的用途、不同级别医疗机构、不同病种的报销比例、报销目录、报销方式等。补偿方案的确定：

（1）立足于广大农民的现实需求。新农合相关政策的制定时刻将广大农民的现实需求放在首位。这突出表现在：

1）基于当期流行性疾病防御的需求，将制度由事后救济的重心转移为事前防御，极大地改善了我国城乡居民的身体素质。2008年原国家卫生部发布《关于规范新型农村合作医疗健康体检工作的意见》（卫农卫发〔2008〕55号），明确因地制宜地开展新农合健康体检工作。2009年原国家卫生部发布《关于做好新型农村合作医疗支持甲型H1N1流感防治工作的通知》，明确充分发挥新型农村合作医疗在甲型H1N1流感防控工作中的保障作用。2010年，原国家卫生部发布《卫生部办公厅关于做好新型农村合作医疗支持手足口病防治工作的通知》（卫办农卫发〔2010〕127号），明确充分发挥新型农村合作医疗在手足口病防控工作中的保障作用，维护人民群众健康。2013年，原国家卫生部发布《关于做好新型农村合作医疗支持人感染H7N9禽流感防治工作的通知》（卫发明电〔2013〕19号），明确充分发挥新型农村合作医疗对感染H7N9禽流感疫情人群的保障作用，以缓解农村患者的医药费用负担，协同做好防控和救治工作。

2）将医疗救济与扶贫政策相结合，为贫困农民提供医疗保障，预防"因病返贫"和"因病致贫"。根据《关于做好2016年新型农村合作医疗工作的通知》（国卫基层发〔2016〕16号），明确完善大病保险机制，助力健康扶贫，全面推开利用新农合基金开展大病保险工作，健全完善大病保险筹资、承办、管理和运行机制。加大对大病保险的支持力度，合理确定筹资水平，实施更加精准的大病保险政策。《关于做好2017年新型农村合作医疗工作的通知》（国卫基层发〔2017〕20号），明确完善大病保险政策，健全新农合、大病保险、医疗救助、疾病应急救助、商业补充保险等制度联动报销机制，推进"一站式"结算服务。

（2）制度支付人群范围不仅限于农民。制度建立初期，其支付人群范围仅限于农村居民，遵循权责对等原则。随着社会经济水平的发展、参保人群的增多，制度支付人群范围逐渐扩大。同时，在保障力度逐渐增强的基础上，逐步实现对城镇居民的制度性覆盖，从而弱化二元体制带来的地区发展差异。例如，2016年，陕西省政府办公厅出台《陕西省深化医药卫生体制综合改革试点方案》（陕政发〔2016〕26号），探索将城镇居民医保整合统一为城乡居民基本医疗保险制度，实行市级统筹，由卫生计生部门统一管理。

（3）补偿对象注重向特殊性人群倾斜。15 年来，新农合政策注重对特殊性群体（如妇女、儿童和残疾人等）的医疗救济与保障。2009 年，原卫生部、财政部印发《关于进一步加强农村孕产妇住院分娩工作的指导意见》的通知，要求到 2015 年，东、中、西部地区各省（区、市）农村孕产妇住院分娩率分别达到 95%、85% 和 80% 以上，探索将农村孕产妇住院分娩补助与新型农村合作医疗、农村医疗救助补助统筹管理使用。2010 年《关于开展提高农村儿童重大疾病医疗保障水平试点工作的意见》（卫农卫发〔2010〕53 号），明确要求开展提高农村儿童重大疾病医疗保障水平的试点工作，以进一步提高农村居民医疗保障水平，探索减轻农民重大疾病的负担。同年，《关于将部分医疗康复项目纳入基本医疗保障范围的通知》（卫农卫发〔2010〕80 号），明确保障参合人员特别是残疾人的基本康复需求，以提高基本医疗保障水平，规定将部分医疗康复项目纳入基本医疗保障范围。

事实证明，这些针对特定人群政策的实施，提高了基金支付效率，取得了良好成效。以参合农民的住院正常分娩为例，新农合的住院分娩补偿额采用定额补偿方式，2008～2014年，参合农民的住院正常分娩次均补偿额不断提升，除 2013 年与 2012 年受益人次数持平外，其他年份受益人次数逐年增加。2015 年，城乡居民医保开始整合，卫生行政部门管辖下的新农合地区减少，受益人次数有所下降，但次均补偿额依旧在上升，如图 2-1-4 所示。

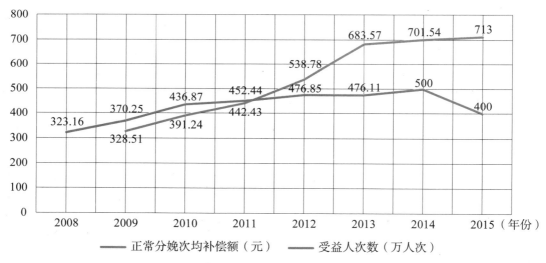

图 2-1-4　参合农民住院正常分娩次均补偿额和受益人次数

2. 新农合补偿结构多元化，补偿层次多样化

（1）新农合补偿结构主要是门诊费用补偿＋住院费用补偿。如果患者患有重特大疾病，还可以在享受新农合补偿的基础上，申请大病补偿。其中，对于门诊费用的补偿每人每年有规定限额，并且该限额非常低，只能保证农民的一些小病费用支出。农民医疗费用支出的绝大部分是用于大病的治疗，这类治疗一般都需要住院，因此新农合对其起到的缓解作用主要是对住院费用的补偿。

2008～2015年历年数据（图2-1-5）显示，用于住院补偿的基金支出占筹资基金总额的75%～85%之间；用于门诊补偿的基金支出稳定在12%～14%；用于住院正常分娩支出的比例2013年以前稳定在1%～1.5%，2014年突然增长至3.53%，2015年较2014年又有所增长，为3.84%；特殊病种大额门诊补偿逐年呈攀升趋势，从2009年到2015年由1.29%提高至6.85%，凸显了新农合制度倾向解决大病问题的决心。

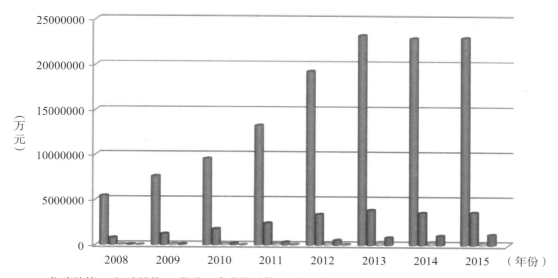

图 2-1-5　2008～2015年新农合各类保障内容基金支出总额情况

注：2014年起住院补偿基金支出总额略有下降，源于部分地区将新农合与城镇居民基本医疗保险合并，参合人数有所减少。

表 2-1-1　开展特殊病种大额门诊补偿县及门诊统筹补偿县占比情况表

年份	开展特殊病种大额门诊补偿的县（个）	开展门诊统筹补偿的县（%）
2008	–	32.99
2009	1870	68.85
2010	1970	80
2011	2104	93.51
2012	2035	96.5

（2）参合农民补偿受益情况

图 2-1-6 和图 2-1-7 分别剖析了住院和门诊补偿人次增长率情况和住院补偿受益面增长情况。

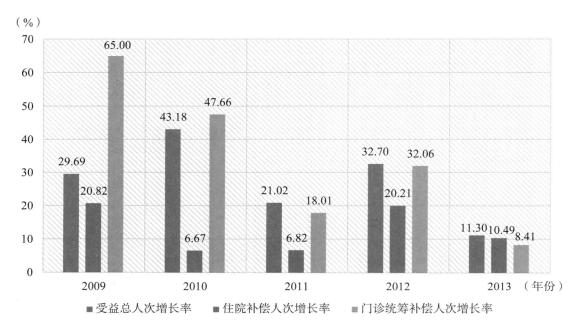

图 2-1-6　2009～2013 年参合农民补偿受益人次增长率情况

数据来源:《全国新型农村合作医疗运行情况通报》

通过对 2009～2013 年五年数据（图 2-1-6）分析来看，参合农民受益总人次一直处于增长状态，2010 年的受益总人次增长率最高，其次是 2012 年和 2009 年。这可能一方面是新医改政策推出后，公立医院进行改革，参合农民就医需求得到释放、费用支出更加合理；另一方面，2010 年开始试点重大疾病保障，部分病种的重大疾病患者能够享受二次报销，提高了受益总人次增长率。

图 2-1-6 显示，不同年份的住院和门诊补偿人次增长率有快有慢，2009 年的门诊和住院补偿人次增长率都是 5 年中最高。2009～2012 年门诊统筹补偿人次增长率较为迅猛，这与开展门诊补偿逐步由家庭账户过渡到门诊统筹形式有关。但 2013 年住院和门诊补偿人次增长率突然降低，这与 2013 年新农合与城乡居民医保逐步并轨，新农合统筹地区减少，有很大关系。2012 年，参合农民住院补偿受益面增长速度在 2009～2015 年中最快（图 2-1-7），达到 2%。这与开展新农合支付方式改革，各级医疗机构次均住院费用增长速度均有较大幅度降低有相关关系。

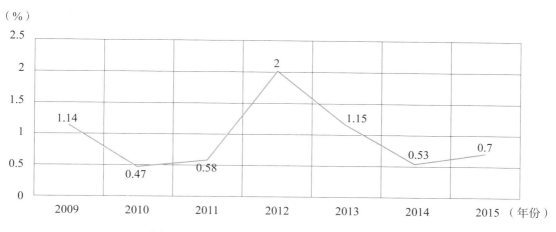

图 2-1-7 2009～2015 年住院补偿受益面增长率

（3）新农合对医疗费用补偿比的测算能够反映参保人员获取的医疗保障效益。新农合医疗费用补偿比主要从新农合政策范围门诊或住院报销比以及参合农民的门诊或住院费用实际补偿比来体现。2012～2017 年，原国家卫生计生委要求的新农合政策范围内住院报销比稳定在 75%，门诊报销比稳定在 50%。图 2-1-8 显示，2011 年全国范围内的政策补偿比已经达到 70%，乡级医疗机构更是达到了 80%。2009～2011 年政策报销比在逐步上升，但是省级、市级的相对于县级乡级的比例低。

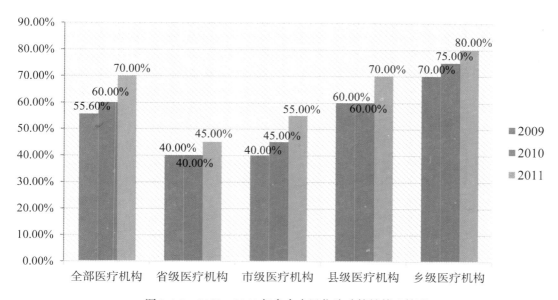

图 2-1-8 2009～2011 年参合农民住院政策补偿比情况

小知识

　　新农合政策范围内报销比是指规定的服务包（包括药品、检查）范围内，以及规定的起付线和封顶线限制下，参合患者的补偿比达到一定数额。计算方式是当年参合人员实际报销的门诊或住院费用/当年参合人员政策范围内门诊或住院住院总费用*100%。实际补偿比是指在全部医疗服务费用中，从一个医疗保障制度得到补偿所占的比例。这是测量这种保障制度能够提供的实际保障程度的确切指标。当前的医疗保障制度下，政策范围内的补偿比比实际补偿比要高，新农合制度下的差距在 10%～20%[1]。

　　图 2-1-9 显示，2008～2013 年参合农民分级诊疗实际住院补偿比不断攀升逐步趋于稳定，到 2012、2013 两年，稳定在 50%～60% 之间。其中，县外医疗机构就医所得实际补偿比明显低于县内和乡级。使用新农合报销的外出就医人口分为大病外出、外出打工、长期异地居住、异地急诊等情况。新农合采用县外报销方式的主要有外出打工和大病外出两种情况。以北京市外来农村人口的参保方式为例的调查发现，新农合外出打工或长期异地居住的比例远远高于大病外出的人口比例。3774 位在北京外来流动农村人口中，86.6% 确定参加医疗保险的被调查者有 77.8% 是新农合参合人群，78% 是农民工，15.4% 为投亲，3.7% 为大学生，2.9% 为外出就医或其他原因。异地就医结算情况看来，3266 位回答问卷的人，69.4% 的人可以异地报销或者回参合地报销[2]。

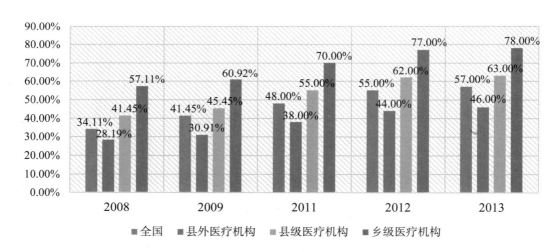

图 2-1-9　2008～2013 年参合农民分级诊疗实际住院补偿比情况

1　毛正中. 政策范围内补偿比与实际补偿比辨析 [J]. 中国卫生人才，2011（5）：45-45.

2　国家卫生计生委统计信息中心. 流动人口卫生服务调查分析报告. 北京：中国协和医科大学出版社，2016，10：80-99.

然而，根据新农合政策，在外就医意味着报销比例降低，而经过层层转诊到县外就医的大病患者虽然实际补偿比也会低于县内就医，但还可以到参合地申请二次报销。因此，事实上，县外医疗机构比县级、乡级医疗机构的实际补偿比低是合情合理的，从全部医疗资源管控的角度来看，是农民有序转诊，合理就医的佐证。

（三）新农合基金流向模式及趋势

由于新农合基金的统筹层次较低（绝大多数地区为县级统筹），农民这一群体与城镇居民相比，其人口流动性的特征更加明显，参合农民就医的区域可能会在统筹区域内，也可能会在统筹区域外，因此新农合基金的流向也可以分为流向统筹区域内医疗机构和统筹区域外医疗机构两种基金流向模式。随着患者就医流向的多样化以及分级诊疗制度的落实和新农合跨省异地就医直接结算政策的落地，基金流向模式也更加复杂，目前主要形成了"患者垫付－患者申请－经办回款"、点对点和国家平台直接结算三种基金流向模式。

1. 新农合基金流向的影响因素

基金流向受患者就医地点和出院结算方式影响。分级诊疗制度直接影响患者就医地点的选择，直接结算政策为患者出院结算提供了多种选择，决定由谁垫付资金，间接影响基金流向。

分级诊疗的内涵

分级诊疗制度的内涵是基层首诊、双向转诊、急慢分治、上下联动。基层首诊是坚持群众自愿原则，通过政策引导，鼓励常见病、多发病患者首先到基层医疗卫生机构就诊。双向转诊通过完善转诊程序，重点畅通慢性期、恢复期患者向下转诊，逐步实现不同级别和类别医疗机构之间的有序转诊。急慢分治是通过完善亚急性、慢性病服务体系，将度过急性期的患者从三级医院转出，落实各级各类医疗机构急慢病诊疗服务功能。上下联动是在医疗机构之间建立分工协作机制，促进优质医疗资源纵向流动。

（1）分级诊疗下患者就医路径：为了保证有异地就医需求的农民享有医疗卫生服务的权利，并且建立合理、规范的就医秩序，保障新农合基金的合理使用，原国家卫生计生委规定，参合人员异地就医享受报销的前提是"基层首诊、规范转诊"。

图 2-1-10 是新农合与分级诊疗结合的流程图。可以看到，新农合参合患者在首诊不可医治的前提下，经过层层转诊到定点医疗机构可以自主选择在医疗机构直接结算和自费结算再回到参合地经办机构报销两种结算方式。长期在外的参合患者在办理转诊后，也可以

享受直接结算和回参合地报销两种方式。而未经过首诊转诊的患者不能享受直接结算服务。有些统筹地区规定，对于未经转诊外出就医的参合患者，回本地可进行低比例的报销，而有些统筹地区则不给予报销。

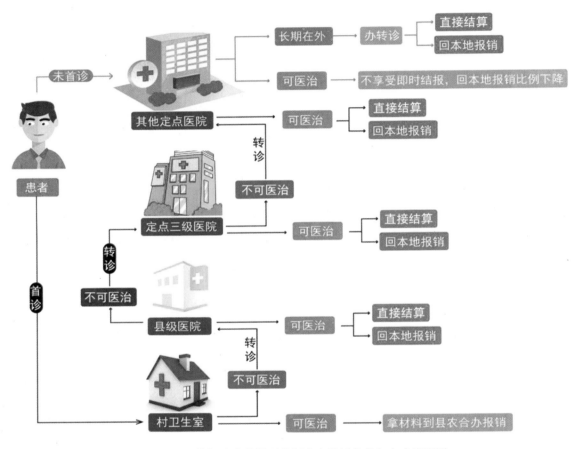

图 2-1-10　分级诊疗前提下的新农合报销条件与方式流程图

（2）参合患者就医直接结算基本流程：参合患者在本地就医时，需持合作医疗证到医疗机构挂号，在相关科室就诊后，依据病情的严重程度采用不同的结报流程。不需住院治疗的参合患者需凭监察、治疗处方到门诊处划价、收费，经相关科室监察、门诊药房取药等流程后直接持相关材料到新农合报销窗口办理并领取报销款。需住院治疗的参合患者需持医师开具的住院证明及相关证件到收费处办理住院手续，疾病得到治愈之后，医师开具出院证明，病区护士办理出院，待住院收费处办理费用结算手续后，参合患者方可持相关材料到新农合报销窗口办理并领取报销款。患者就医报销基本流程如图 2-1-11

所示。

异地就医直接结算可以分为省内直接结算和跨省直接结算两种情况，其结报流程基本一致。但由于跨省异地就医直接结算需要经由国家平台发送转诊，所以其流程存在细微差异。概括来说，新农合医院窗口直接结算流程如图 2-1-12 所示。参合患者首先需向参合地经办机构提出省级定点医疗机构住院治疗的转诊申请，经办机构在网上审批确认后，患者向医院提交合作医疗证（卡）、身份证（或户口簿和监护人身份证）等相关证件办理入院登记手续；参合患者住院治疗期间，需协助医院进行身份核实，这是对其知情权的一种保障；待治愈后，患者需持合作医疗证（卡）、身份证（或户口簿和监护人身份证）等相关证件先办理出院手续，而后到医院结算窗口办理补偿结算手续。值得注意的是，对于特殊慢性病门诊、意外伤害、住院分娩的参合患者按照参合地政策需回参合地进行报销；此外，如同时参加商业保险或享受民政医疗救助的参合患者，需在结算窗口索要相关票据和补偿结算资料。

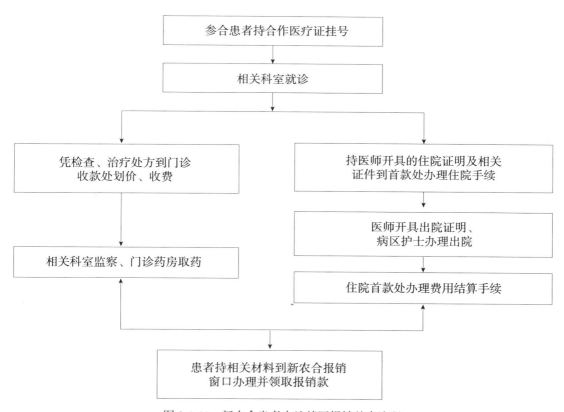

图 2-1-11　新农合患者本地就医报销基本流程

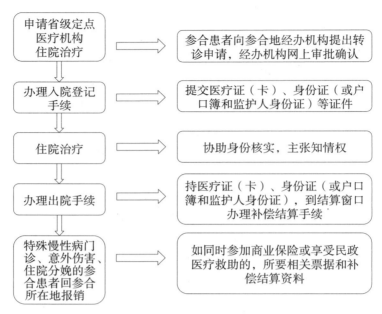

图 2-1-12 新农合医院窗口异地就医即时结报流程图

2. 三种基金流向模式总结

以新农合两种影响因素分析为基础，根据不同报销方式和路径，可将新农合基金流向模式总结为三种。

（1）患者垫付－患者申请－经办回款：新农合参合患者有本地就医、省内异地就医和跨省异地就医几种情况。新农合基金报销包括"患者垫付资金－经办机构报销"和"医院窗口直接结算"两种方式。大部分省份参合患者在本地就医时，只需遵循分级诊疗政策，带参合证明材料即可享受一站式结算。基金的流向模式如图 2-1-13 所示。

异地就医在遵循分级诊疗政策基础上，还需选择相应的定点医疗机构。跨省异地就医结算的方式包括：点对点模式和国家平台即时结算模式。不同结算方式的资金流向也有所不同。

（2）医院垫付－医院申请－经办回款：点对点模式即参合地经办机构与定点医疗机构通过直接签约的方式建立"点对点"的资金流向通道。简单来说，患者在签约医院就医即时结报后，医院需先向该患者参合地经办机构发起回款申请，经办机构审核通过后回款给医院用于参合患者的资金结算。

（3）国家平台直接结算模式：当前，国家新农合平台直接结算模式包括"医院垫付－医院申请－参合省回款－就医省拨付"和"医院垫付－医院申请－保险公司回款给参合省－参合省回款给第三方"两种方式。前者适用于参合省之间的资金周转（图 2-1-14），后者适用于就医地为非参合省的资金往来（图 2-1-15）。

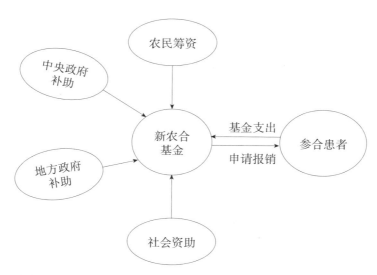

图 2-1-13　本地患者经由经办机构报销医疗服务费基金流向模式

省省资金流向模式如图 2-1-14 所示。医院在为患者提供即时结报后首先需向就医省的新农合管理机构提出垫付资金申请，就医省新农合管理机构汇总全省医院申请资料，统一向参合省的新农合管理机构提交申请材料，参合省新农合管理机构审核确认后将垫付资金拨付给就医省新农合管理机构，就医省新农合管理机构负责将各医院的垫付款拨付给相关医院。

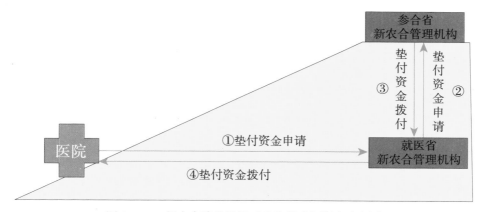

图 2-1-14　新农合跨省就医"省省模式"资金流向图

为解决参合患者在非参合省就医时医院垫付资金压力过大的问题，原国家卫生计生委引入商业保险公司建立周转金制度，为医院先行垫付资金。如图 2-1-15 所示，医院在为患者提供即时结报后，首先需向国家卫生计生委新农合异地就医结算管理中心提出申请，由国家卫生计生委委托的商业保险机构将医院垫付资金拨付给医院，国家卫生计生委新农合异地就医结算管理中心向参合地提交资金回款申请，而后参合地将资金拨付给商业保险机构。

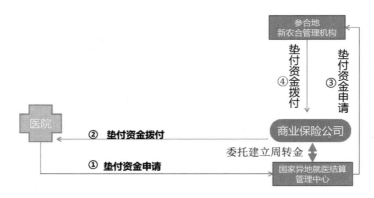

图 2-1-15　新农合跨省就医"保险公司模式"资金流向图

3．由稳定在县内向上和向外转移

根据 2008～2015 年参合患者门诊和住院就医流向数据（表 2-1-2 和表 2-1-3）显示，新农合住院资金流向县级及县外医疗机构逐年上升，这与参合农民的住院流向一致。而门诊的补偿支出以及就医流向主要趋势为向村级医疗机构下沉。总体来看，参合农民对医疗资源的使用向合理使用方向发展。当然，这与多项配套政策共同发挥作用密不可分。

表 2-1-2　新农合住院就医流向及住院补偿资金流向

年份	补偿支出（%）			参合农民住院流向（%）		
	乡级	县级	县外医疗机构	乡级	县级	县外医疗机构
2008	65.87		34.13	83.38		16.62
2009	25.49	40.07	34.44	48.66	34.23	17.1
2010	22.44	40.67	36.89	44.41	36.85	18.74
2011	18.73	41.65	39.63	39.30	39.69	20.99
2012	18.3	42.65	39.05	38.93	40.5	20.57
2013	17.19	42.92	39.9	37.02	42.04	20.95
2014	15.62	43.52	40.86	34.45	43.68	21.87
2015	14.97	44.08	40.95	32.57	45.09	22.33

表 2-1-3　新农合门诊就医流向与门诊补偿支出资金流向

年份	补偿支出（%）		参合农民就诊流向（%）	
	村级医疗机构	乡级医疗机构	村级医疗机构	乡级医疗机构
2008	57.73	38.92	48.73	43.85
2009	50.67	43.31	59.54	37.60
2010	65.84	29.69	37.44	54.03
2011	51.56	39.69	63.32	32
2012	51.42	41.32	63.17	32.93
2013	47.35	42.43	60.09	32.68
2014	44.47	46.41	57.64	36.85
2015	46.27	44.91	56.54	36.21

　　住院流向趋势向县级及县外流动的主要原因有：①卫生服务供方发展依然不平衡。一直以来，我国县级及以上医疗机构的医疗服务水平与乡村医疗机构发展水平不一致。尽管医改以来，基层医疗机构服务能力有所提升，但对县级医疗机构的资金支持依然高于乡村医疗机构；因收入水平、发展机会等差异，医疗人才也更多地集中在县级及以上医疗机构，人才虹吸效应显著。因此，即便是小病，很多农民也不愿在乡村医疗机构看病。②疾病谱的变化。我国居民的主要死亡原因由急性、传染性疾病逐渐向慢性、非传染性疾病转变，而目前对于慢性病的治疗、监控，县级及以上医疗机构的经验、技术水平均高于乡镇卫生院和村卫生室。③人口结构的变化。当前，我国流动人口占人口总数的比例逐步上升，人口的自由流动与新农合户籍地参合的要求使得在外看病的参合农民工增多，导致基金流向县外的比例增加。

　　门诊流向趋势向基层下沉可能的原因有：①分级诊疗的实施。新农合报销政策采用的是分段分级式，以控制医疗总费用，引导农民就医流向。县外普通门诊就医不在报销范围内，这使得参合农民能够理智的选择在县内门诊看病；同时，遵循分级诊疗的看病流程能够享受更高的报销待遇，因此，更多的人选择就近看小病。②互联网覆盖率的提升。随着网络通讯技术的发展，互联网覆盖了广大农村地区，移动互联网下的手机网民数量剧增，2017 年达到 7.24 亿，农村网民占了 26.1%，达到 2 亿。这使得农民获取信息的渠道更广。移动医疗 APP 的迅速涌现，网络会诊，医疗知识问答等就医方式的出现，使得很多农民对疾病的认知程度有所提升，很多"小"病通过网络对症自行买药治疗或者就近选择基层医疗机构的现象增加。

第二节

精准保障重大疾病　大病保险加强保障

随着新农合制度的完善，保障范围不断扩大，保障也向专深层次发展。重大疾病保障试点和制度确立，使新农合制度从着重保障医疗服务覆盖面的基本医疗保障制度，逐步演变为既能保证覆盖面又能为重点人群提供精准保障"兼顾点面"的基本医疗保障制度；大病医疗保险的确立，更是为参合农民提供了大病双重保障。

一、"为病种是瞻"的重大疾病保障制度

（一）新农合重大疾病保障制度的特征

2009 年 2 月，温家宝总理在天津火车站候车室偶遇 2 岁白血病患儿因无钱医治回老家，引发了高层领导对改进医疗保障制度的思考。随后，原卫生部在新农合筹资标准提高的基础上，由新增的财政补助资金中划转部分资金逐步建立农村居民重大疾病医疗保障。

新农合大病保障政策以促进大病患者医疗服务利用、降低患者就医经济风险为核心目标。主要有以下三个特征：

1. 按病种付费补偿

新农合重大疾病保障推行按病种付费的方式，在限定费用的基础上，明显提高报销比例，各地新农合对纳入病种的实际补偿比例应达到本省限定费用的 70% 左右 [1]。新农合要求各省相关部门根据试点病种的标准化诊疗方案，合理测算救治病种的治疗费用，同时结合本省实际情况确定大病支付方式和补偿标准。

各地文件中单病种支付方式具体分为按病种限额付费和按病种定额付费两种类型。①按病种限额付费是指由新农合经办机构对重大疾病的诊疗费用设定最高限额，大病患者住院治疗发生的医药总费用在不超过限额标准的前提下，可根据病情实际需要调整诊疗项目数量和方案；对于超出限额标准的费用一般由定点医疗机构承担。②按病种定额付费是指由新农合机构科学测算并确定各大病病种的诊疗费用标准，并确定其规范化诊疗的服务

1　关于开展提高农村儿童重大疾病医疗保障水平试点工作的意见. http://www.gov.cn/zwgk/2010-06/10/content_1624580.htm.

包范围，以病种诊断为依据向医院一次性支付定额的费用，不随实际提供的诊疗项目价格和数量而变化。

一些地区探索了利用新农合基金建立大病补充补偿基金或购买商业大病保险。其中，先行试点的儿童白血病和先天性心脏病采用统一规定费用定额标准和报销比例的方式。对扩大病种在不同级别医疗机构就诊的费用定额标准和报销比例的确定大致分为：①分级确定费用定额标准，统一报销比例；②分级确定报销比例和费用标准；③各级执行相同的费用标准和报销比例。

调研发现，安徽省和海南省实行按病种定额付费；辽宁省对重性精神病、终末期肾病等部分病种采取按床日、按人头或总额预付的支付方式；吉林省采取了提高按项目付费政策范围报销比例的保障措施，未限定费用定额（表 2-2-1）。

表 2-2-1　各省实施方案规定的大病补偿模式与报销比例

定额与补偿模式	省份	新农合报销比例		医疗救助报销比例
		儿童两病	扩大病种	
分级确定费用标准，统一补偿比例	辽宁、甘肃、福建、云南、江苏、浙江、山东、河北、山西、安徽、山东、广西	70%	70%	符合救助条件患者补偿定额的20%
	湖北、黑龙江	一般70% 贫困户75%	70%	符合救助条件患者补偿定额的20%
	江苏	先心病70% 白血病80%	70%	符合救助条件患者补偿定额的20%
	湖南	先心病100% 白血病70%	70%	白血病补偿定额的20%，其余符合条件者补偿20%
	贵州	80%	终末期肾病90% 其余病种80%	按当地救助标准
分级确定补偿比例和费用标准	海南	75%	县级85% 省市级70%	符合救助条件患者补偿定额的20%
	河南	75%	县级75% 省市级70%	儿童两病补偿定额的20%，其余符合条件者补偿20%
	江西	70%	县二级75% 省市县三级70% 血透全免费	符合救助条件患者补偿定额的20%
	四川	70%	三级70% 二级75%	符合救助条件患者补偿定额的20%

续　表

定额与补偿模式	省份	新农合报销比例		医疗救助报销比例
		儿童两病	扩大病种	
统一费用标准和补偿比例	宁夏	70%	—	符合救助条件患者补偿定额的 20%
	新疆	70%	70%	先心病补偿定额的 30%，其余符合条件者补偿 30%
	西藏	70%	—	先心病补偿定额 30%
	内蒙古	80%	购买商业保险，实际补偿比 70%	儿童两病补偿定额的 20%
仅儿童两病按病种付费	北京、重庆、吉林	70%	—	符合救助条件患者补偿定额的 20%
	青海	70%	—	符合救助条件患者补偿定额的 20%，非救助对象补偿定额的 20%

2. 保障病种从农村儿童大病扩展到农村居民大病

新农合重大疾病保障从提高农村儿童重大疾病医疗保障开始试点。鉴于新农合的筹资水平和支付能力有限，原卫生部要求对试点的重大疾病，要将提高新农合补偿水平与提高医疗救助水平紧密结合，有效提高保障能力[1]。2010 年试点之初，以儿童白血病和先天性心脏病为大病补偿试点病种，各地结合实际情况，在做好发病率、医疗费用等基线调查的基础上，探索有效的补偿和支付办法。

经过两年多的推进，儿童两病保障工作取得了良好的效果，患者个人支付比例普遍为 10%～20%。2011 年，新农合大病在保障两大类儿童疾病的基础上，扩大了重大疾病保障的范围，建议考虑妇女宫颈癌、乳腺癌、重性精神疾病等病种纳入重大疾病保障范围；2012 年，新农合大病保障范围扩充到 20 种重大疾病[2]；2013 年全面推开 20 种大病的新农合医疗保障工作；2014 年，新农合大病保障范围扩充到 22 种重大疾病。这 22 种重大疾病医疗保障覆盖了参合农民发病率较高、医疗费用支出额度较高、病程较长的病种（表 2-2-2）。

表 2-2-2　新农合重大疾病保障病种范围变化

年份	病种范围变化
2010	儿童急性淋巴细胞白血病、儿童急性早幼粒细胞白血病、儿童先天性房间隔缺损、儿童先天性室间隔缺损、儿童先天性动脉导管未闭、儿童先天性肺动脉瓣狭窄

1　原卫生部，民政部. 关于提高农村儿童重大疾病医疗保障水平试点工作的意见 [Z]. 2010.

2　原卫生部，财政部，民政部. 卫生部等 3 部门关于做好 2012 年新型农村合作医疗工作的通知 [Z]. 2012.

年份	病种范围变化
2011	儿童白血病、先天性心脏病，优先考虑妇女宫颈癌、乳腺癌、重性精神疾病
2012	儿童先天性心脏病、急性白血病、终末期肾病、妇女乳腺癌、宫颈癌、重性精神病、艾滋病机会性感染、耐多药肺结核、肺癌、食管癌、胃癌、结肠癌、直肠癌、慢性粒细胞白血病、急性心肌梗死、脑梗死、血友病、1型糖尿病、甲亢、唇腭裂
2014	儿童先天性心脏病、急性白血病、终末期肾病、妇女乳腺癌、宫颈癌、重性精神病、艾滋病机会性感染、耐多药肺结核、肺癌、食管癌、胃癌、结肠癌、直肠癌、慢性粒细胞白血病、急性心肌梗死、脑梗死、血友病、1型糖尿病、甲亢、唇腭裂，儿童苯丙酮尿症，尿道下裂

3．按病种为患者确定就诊医疗机构

新农合重大疾病保障推出重大疾病分级诊疗制度，针对不同病种确定不同级别的定点医疗机构。县级医疗机构负责重大疾病的检查、初筛工作，包括对慢性病患者的健康管理和定期随访，同时，部分诊疗技术水平要求较低的病种可以到县级医疗机构；复杂疑难病症可转诊到三级或省市级医疗机构救治；诊疗技术水平要求高的特殊重大疾病则在确诊后直接转诊至省级以上三级医疗机构救治。

定点救治医院的确定以具备相应的诊疗条件、技术水平和救治能力为主要依据。在此基础上，部分省份还将社会满意度、医院信息系统等因素作为定点医疗机构的选择依据。

（二）新农合重大疾病保障的地方做法

各省市结合自己的实际情况，积极开展提高重大疾病医疗保障水平的试点。通过增加病种、提高报销比例、设置最高自付额度，新农合建立了从面到点、从广度到深度的保障体系，实现了对患大病群众的精准保障。

1．在22种大病的基础上新增部分病种

截至2012年底，儿童白血病、先天性心脏病医疗保障工作已在全国范围内以省为单位全面推开；25个省份已在全省范围内或大部分地区开展了终末期肾病、艾滋病机会性感染等6个病种的试点工作；湖北等23个省份开展了肺癌、血友病等12个新增病种的试点工作。

截至2013年底，乳腺癌、宫颈癌、重型精神病等18种重大疾病医疗保障试点在90%左右的新农合统筹地区推开；25%的统筹地区开展了苯丙酮尿症和尿道下裂的大病医疗保障试点。辽宁、吉林、安徽、云南、北京、江苏、福建、河南、湖北、湖南、黑龙江、广西、贵州、甘肃和新疆等省（区、市）分别增加了1～30种其他重大疾病作为试点病种。

截至2014年底，儿童白血病和先心病的重大疾病医疗保障已在全国新农合统筹地区推开，乳腺癌、宫颈癌、重型精神病等18种大病在90%左右的新农合统筹地区推开，开展苯丙酮尿症和尿道下裂的新农合统筹地区数较上年增加了一倍，达 50% 以上。

2016 年，北京市卫计委发文要求，保障儿童苯丙酮尿症、尿道下裂，恶性肿瘤、终末期肾病（肾透析）、重性精神病、1 型糖尿病、先天性心脏病、白血病、血友病、再生障碍性贫血、重大器官移植、耐多药肺结核、艾滋病机会性感染、急性心肌梗死、脑梗死、甲亢、唇腭裂等 17 类重大疾病，多于国家规定的保障范围，进一步缓解了农村居民患重大疾病带来的经济负担。甘肃省在国家规定的新农合重大疾病保障病种的基础上，新增了恶性淋巴瘤、多器官功能障碍综合征（MODS）等 31 种重大疾病病种，全省新农合重点保障的农村重大疾病病种达到 50 种[1]。山东省将所有儿童先天性疾病和血友病纳入重点疾病保障范围。

表 2-2-3　各省（市、区）大保障实施方案纳入病种情况

8 类大病		12 类大病		新增其他大病的省份（16 个）
全部纳入的省份（27 个）	未全部纳入的省份（3 个）	全部纳入的省份（25 个）	未全部纳入的省份（5 个）	
云南、新疆、甘肃、河北、山东、安徽、贵州、辽宁、四川、江西、广西、江苏、福建、山西、海南、河南、湖北、湖南、浙江、上海、吉林、重庆、广东、陕西、青海、北京、黑龙江	西藏、宁夏、内蒙古	湖南、江苏、辽宁、四川、安徽、福建、贵州、海南、河南、湖北、江西、河北、山东、山西、浙江、云南、新疆、北京、广东、甘肃、上海、广西、青海、内蒙古、黑龙江	重庆、吉林、陕西、西藏、宁夏	北京、湖南、辽宁、海南、福建、山东、吉林、青海、新疆、安徽、湖北、广西、贵州、云南、甘肃、内蒙古

2. 提高部分病种的补偿比例[2]

2010 年，福建省为了做好重性精神疾病的医疗救治，对强制治疗人员实行单病种 5000 元限额。

2011 年，江西省财政安排了 1.35 亿元专项资金，为全省家庭困难的终末期肾病患者免费实行血液透析治疗。湖南省对儿童白血病的临床治疗实行单病种费用定额包干，并重点提高妇女两癌（宫颈癌、乳腺癌）、终末期肾病、耐药结核病、重性精神病、农村聋儿人工耳蜗植入抢救性治疗等大病的新农合保障水平。

2012 年，江苏省将 11 个病种纳入重大疾病救助范围，农村救助对象报销比例达到

1　关于印发《甘肃省农村重大疾病新型农村合作医疗保障实施方案（试行）》的通知. http://www.gszwfw.gov.cn/art/2015/6/30/art_2783_212.html.

2　加快推进新农合制度建设亮点和经验. http://www.nhfpc.gov.cn/tigs/s9661/201205/f5b04af95818411eaaf4f3cd-f8cdd730.shtml.

90%。青海省将儿童先心病病种扩大到 15 种，并将 22 种慢性病、高原病、地方病纳入保障范围，自付费用救助比例超过 85%。

2014 年，云南省纳入新农合重大疾病保障的病种报销比例全省统一提高到 70% 且不设起付线，尿毒症和重性精神疾病患者报销比例提高到 90%；同时，将参合白内障手术患者和农村孕产妇在县、乡两级住院分娩费用纳入新农合基金定额报销，实现农村孕产妇住院分娩全免费。

（三）大病补充补偿和特殊病种保障结合的大病保障机制

虽然新农合重大疾病保障最初建立的目的是为参合患者罹患的某些重大疾病病种医疗费用进行补偿，但是还有诸多需要大额医疗支出的病种未纳入二次保障范围，而基本医保的报销比例可能对一个农村家庭的救济只是"杯水车薪"。为此，部分统筹地区探索"按费用"和"按病种"两种方式同步推进的大病保障机制。

案　例

福建泉州按费用与按病种同步推进大病保障 6 年近 7 万人受益[1]

2010 年起，福建省泉州市分别开展了大病补充补偿和特定病种保障，实施 6 年近 7 万人受益。

大病补充补偿机制，是指参合群众在一个保障年度内一次或多次住院的，可报销费用在县级补偿的基础上，个人自付仍超过泉州市上一年度农民人均纯收入的，市级新农合大病补充补偿基金再给予一定比例的二次补偿，补偿封顶线为 20 万元。大病补充补偿基金支出从 2010 年的 763 万元增加到 2015 年的 1.33 亿元，受益人数从 2010 年的 642 人增加到 2015 年的 15 893 人，增幅显著。累计大病补充补偿资金使用率达 95.32%，受益人数达 67 020 人。

2011 年开始，泉州市开展与大病补偿机制配合实施的 22 种特定病种保障机制，根据每一类疾病定额的治疗标准，新农合基金支付定额标准的 70%，个人自付定额标准的 30%。属于医疗救助对象的，新农合基金支付定额标准的 70%，医疗救助基金支付定额标准的 20%，个人自付定额标准的 10%。据统计，2015 年，新农合大病保障人数达 24 341 人次，总数为 2014 年大病单病种保障人次的近 4 倍。近年来大病单病种保障近 3 万多人次，实际补偿金额已超过 1 亿元。

从救治流程和结报方式看，新农合患者的二次补偿救治和申报流程较为规范，提供了直接结算和通过经办线下手工报销的两种方式。主要模式如图 2-2-1 所示。

1　泉州市卫生和计划生育委员会. 我市实施大病保障机制 6 年全市近 7 万人受益. http://www.health.fjqz.gov.cn/xwzx/xydt/201606/t20160607_282546.htm.

各省大病救治申报与费用支付的主要模式

程序	模式

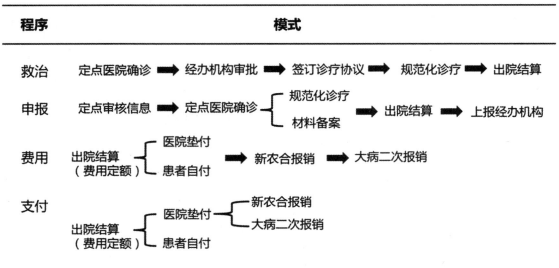

图 2-2-1　各省大病救治申报与费用支付的主要模式图

二、新农合购买大病保险加强保障

（一）新农合大病保险制度特征

新农合制度基础上的大病保险是城乡居民大病保险制度的一部分。城乡居民大病保险制度以城镇居民医保和新农合制度为基础，对大病患者医疗费用进行再次补偿，是基本医疗保障制度的延伸和拓展，是对基本医疗保障的有益补充。

新农合大病保险的保障对象为新农合的参保人，是在新农合重大疾病保障的基础上，对大病患者发生的高额医疗费用给予进一步保障的一项制度性安排，可进一步放大保障效用。

1. 以高额医疗费用为主要补偿依据

大病保险主要以高额医疗费用作为参合患者获得补偿的依据。其中高额医疗费用的判定标准，以个人年度累计负担的合规医疗费用超过当地统计部门公布的上一年度城镇居民年人均可支配收入、农村居民年人均纯收入为参考依据，具体金额由地方政府确定。合规医疗费用，指实际发生的、合理的医疗费用（可规定不予支付的事项），具体由地方政府确定。

城乡居民大病保险制度规定，大病保险的实际支付比例不低于50%，其确定方式按医疗费用高低分段制定支付比例，原则上医疗费用越高，支付比例越高。随着筹资、管理和保障水平的不断提高，逐步提高大病报销比例，最大限度地减轻个人医疗费用负担。各地也可以从个人负担较重的疾病病种起步开展大病保险。

表2-2-4展示了不同地区的新农合大病保险起付线、报销比例和报销额度等。可以看

出，各省的报销政策有所不同，但都是以高额医疗费用为主要的补偿依据。

表 2-2-4　各地新农合大病保险的报销比例

地区	新农合大病保险报销比例
北京	起付金额以上、5 万元（含）以内的费用，由大病保险资金报销 50%；超过 5 万元的费用，由大病保险资金报销 60%[1]。
河南	全省统一补偿标准，2014 年度，参合人员在年度内住院累计发生的医疗费用，扣除新农合累计补偿后，个人合规自付医疗费用起付线为 1.5 万元，起付线以上部分实行分段补偿，1.5 万～5 万（含 5 万元）部分按 50% 的比例给予补偿，5 万～10 万（含 10 万元）部分按 55% 的比例给予补偿，10 万元以上部分按 65% 的比例给予补偿，年度补偿封顶线 30 万元[2]。
山东	2013 年，20 类重大疾病医疗费用经新农合报销后，个人负担的合规医疗费用超出 8000 元的部分补偿比例不低于 50%，8000 元以内（含 8000 元）的合规医疗费用给予一定比例补偿，具体补偿比例通过招标确定。2014 年起，新农合大病保险补偿比例由省卫生行政部门与承办保险服务的商业保险机构通过竞争性谈判或公开招标确定[3]。
安徽	0～5 万补偿比例为 50%，5 万～10 万补偿比例为 60%，10 万～20 万补偿比例为 70%，20 万以上补偿比例为 80%。原则上，省内就医大病保险补偿不设封顶线。省外就医（是指参合年度累计大病保险合规可补偿费用中含有省外医疗机构医药费用的患者）设年度大病保险补偿封顶线，原则上为 15 万～20 万元，具体由各统筹地区根据基金承受能力分别规定[4]。
甘肃	以个人自负超过 5000 元的部分为补偿基数，报销比例分段递增。补偿基数 0～1 万元（含 1 万元）报销 50%；1 万～2 万元（含 2 万元）报销 55%；2 万～5 万（含 5 万）报销 60%；5 万元以上报销 65%。引导城乡居民在基层医疗机构就医，对在市级以下医疗机构就医的，按照市、县级在规定报销比例基础上分别提高 5% 和 10% 比例进行补偿。报销额度上不封顶[5]。

2. 资金来源于新农合基金

新农合大病保险采取从新农合基金中提取一定比例的资金，向商业保险机构购买大病保险的方式，允许市（地）级统筹、全省（区、市）统一政策，统一组织实施，提高抗风险能力；鼓励有条件的地方探索建立覆盖职工、城镇居民、农村居民的统一大病保险制度。例如，北京市农村居民大病保险实施区县统筹。河南省实行省级统筹，统一组织实施，以

1　北京市城乡居民大病保险试行办法（京发改〔2013〕2827 号）. http://beijing.chashebao.com/ziliao/12511.html.

2　河南全面开展新农合大病保险工作. http://www.nhfpc.gov.cn/xcs/s3574/201408/f7390b547dd245718e5a8812cc0a4ca8.shtml.

3　山东省新型农村合作医疗重大疾病医疗保险工作实施方案（试行）. http://www.nlw.gov.cn/html/37162501/37162501-2014101685520.html.

4　关于印发《安徽省新农合大病保险指导方案（2016 版）》的通知. http://www.ahwjw.gov.cn/wjwxxgk/infodetail1377.html.

5　甘肃省人民政府办公厅关于印发甘肃省开展城乡居民大病保险工作实施方案的通知. http://www.gansu.gov.cn/art/2014/12/4/art_3723_217975.html.

省为单位筹集、管理和使用大病保险资金，新农合大病保险资金由新农合统筹基金支付，不再额外向农村居民收取费用，并根据新农合筹资水平增长及统筹基金支付情况逐步提高大病保险筹资水平。

各地可以根据当地的经济社会发展水平、医疗保险筹资能力、患大病发生高额医疗费用的情况、基本医疗保险补偿水平，以及大病保险保障水平等因素，精细测算，科学合理确定大病保险的筹资标准。

为尽可能增强大病保险受益的公平性，按照"多受益、多缴费"原则，河南省2014年以上年度农村居民人均纯收入为依据，将各地筹资标准分为16元、15元和14元3个档次。省级财政部门从新农合大病保险资金中预留5%作为政策性亏损风险调节基金。对年度内因新农合政策调整等导致大病保险资金超支的，商业保险机构在中标盈利率范围内承担亏损，其余部分通过风险调节基金或调整下年度筹资水平等方式解决，切实调动商业保险机构承办大病保险并参与补偿监管的积极性[1]。

2016年，《北京市卫生和计划生育委员会关于做好2016年新型农村合作医疗工作的通知》（京卫基层字〔2015〕24号）中提出，各区县要划拨当年新农合基金筹资标准5%的额度作为大病保险资金。大病保险资金纳入社会保障基金财政专户，单独核算，专款专用。

3．社会医疗保险经办实现管办分开

大病保险采用政府主导与市场机制结合，并由保险机构承担经营风险的方式，是对我国社会医疗保险经办管理方式的一次重大机制创新。

政府通过招标的方式选定承办大病保险的商业保险机构，中标的商业保险机构以保险合同形式承办大病保险，承担经营风险，自负盈亏。双方合作期限至少为3年，且要遵循收支平衡、保本微利的原则，以保障水平和参保（合）人满意度为核心进行考核。此外，大病保险试点地区主要采取委托商业保险公司承办的工作机制，部分承办大病保险工作的商业保险公司同时承担了新农合基本业务的经办服务工作，从而实现了新农合经办和大病保险承办的全流程服务。同时，相关部门要加强对大病保险运行的监管，商业保险机构要主动向社会公开信息，接受监督[2]。

商业保险机构以保险合同形式承办大病保险，①能够充分发挥保险机构的专业优势，进一步增强对医疗机构和医疗费用的制约，提升大病保险基金使用效率。②能够借助商业保险机构在全国范围内统筹核算的经营特点，间接提高大病保险的统筹层次，增强抗风险能力，放大保障效应。③能够利用商业保险机构专业化管理优势和市场化运行机制，促进医保管理效率的提高[3]。

1　河南全面开展新农合大病保险工作. http：//www.nhfpc.gov.cn/xcs/s3574/201408/f7390b547dd245718e5a8812c-c0a4ca8.shtml.

2　国务院办公厅关于全面实施城乡居民大病保险的意见. http：//www.gov.cn/zhengce/content/2015-08/02/content_10041.htm.

3　陈文辉. 我国城乡居民大病保险发展模式研究 [M]. 北京：中国经济出版社. 2013：16.

（二）探索按费用和按病种相结合的补偿方式：上海模式

尽管大病保险制度规定以高额医疗费用为补偿依据，但是在执行过程中，依然出现了部分病种的参合患者保障力度不够的现象。为此，上海探索了按费用和按病种相结合的补偿方式。

上海市区分了四类大病和其他大病的补偿方式，规定罹患重症尿毒症透析治疗、肾移植抗排异治疗、恶性肿瘤治疗（化学治疗、内分泌特异治疗、放射治疗、同位素治疗、介入治疗、中医治疗）、部分精神病病种治疗（精神分裂症、中重度抑郁症、躁狂症、强迫症、精神发育迟缓伴发精神障碍、癫痫伴发精神障碍、偏执性精神病）四类疾病的，在定点医疗机构发生的、符合本市基本医疗保险报销范围的费用，经新农合基本医疗基金补偿后，参合患者在基本医疗保险政策范围内个人自付的费用，纳入本市新农合大病保险支付范围，由大病保险基金补偿50%。不设起付线和封顶线。

对于罹患非上述四类疾病的大病患者，按以下标准予以补偿：住院（含门诊大病）参合农民经新农合基本医疗基金补偿后，当年累计自付政策范围内费用仍超过1万元的，对超出部分再补偿70%，封顶补偿8万元。新农合商业大病保险严格执行"社区定向转诊"制度（急诊除外）。参合人员因病情需要转诊治疗的，需在辖区社区卫生服务中心办理转诊手续。对未经社区卫生服务中心转诊的住院（含门诊大病）参合患者不予补偿[1]。按费用补偿的多实行"分段计算、累加支付"。

（三）探索"新农合＋大病保险"全国一站式结算：贵州六盘水模式

2012年，城乡居民大病保险试点正式开启，六盘水市钟山区政府在原有经办业务的基础上与商保机构再度合作，成为贵州省首个开展大病保险的县区。随后，市政府以公开招标的方式在六盘水市全面推广上述业务，实现了"基本医保＋大病保险"的一体化服务，为金融"精准扶贫"做了有益的探索。

国家卫生计生委、财政部2015年1月发布的《关于做好2015年新型农村合作医疗工作的通知》（国卫基层发〔2015〕4号）要求：鼓励各地在委托商业保险机构承办大病保险业务的基础上，将新农合经办服务委托保险公司一并负责，打通基本医保和大病保险经办服务通道，实现"一站式"全流程服务。

六盘水模式将这个顺序倒过来，先有新农合的经办经验，又承办更高保障程度的大病保险。与大病保险相比，经办基本医保业务如新农合，具有基金总量大、发生频次高、覆盖人员广的特征，并且经办服务是核心，大病保险方案中起付线、报销比例的设定，均以新农合基本补偿数据为基础进行调整[2]。

1　关于印发《上海市新型农村合作医疗商业大病保险实施意见》的通知. http://www.wsjsw.gov.cn/wsj/n429/n432/n1487/n1512/u1ai135080.html.

2　方华. 新农合＋大病保险：六盘水模式探路"精准扶贫"[N]. 金融时报，2015-07-01（012）. http://www.financialnews.com.cn/bx/sx/201507/t20150701_79263.html.

六盘水模式前置基本医疗费用风险管控，通过驻院代表全面介入参合患者在定点医疗机构的医疗行为管控，并依托省政府搭建的新农合系统，对患者医疗费用进行审核，保障了基金安全；并且准确的农合补偿数据，也为大病保险快速、准确理赔提供了基础。从理赔环节看，"基本＋大病"的一体化服务模式，使患者在出院时只需支付自己的基本医疗费用个人付费部分并交接大病保险资料，就可同步实现"基本＋大病"的补偿，极大提升了服务的便捷性和可及性。

这种模式为基本医保和大病保险一体化、全流程服务创造了可能。2016年贵州省"三重医疗保障"补偿近21万人次，兑现报销补偿费用37326.6万元，新农合政策范围内补偿比平均达96.65%。截至2017年11月30日，贵州省内跨地区就医在省级医疗机构即时结算新农合大病金额20 542.70万元，即时结报惠及46 225人次。2017年9月15日，贵州作为国家新农合大病保险跨省直补的试点省份，成功完成全国首例"新农合＋大病保险"跨省直补即时结报。

第三节

衔接医疗救助制度　共同助力精准扶贫

新农合能够为广大农村居民提供安全可靠的医疗保障服务，是其与多种配套制度实施分不开的。新农合与医疗救助制度的紧密衔接，为农村扶贫做出了很大的贡献。一方面，医疗救助政策为贫困农民参合提供财政扶持，提升弱势群体的参合率；另一方面，新农合基本保障、重大疾病保障与医疗救助为贫困农民共同形成多层次医疗保障服务体系，缓解了"因病返贫"和"因病致贫"。此外，新农合和医疗救助共同纳入到国家健康扶贫框架，紧密衔接运行，为贫困人口提供精准保障，最终为提高农民的健康水平发挥重要作用。

一、两种制度多层次实现衔接建立全面保障

（一）两种制度并行发展

1. 医疗救助建立至今与新农合衔接并行

（1）关于两种制度衔接的规定：医疗救助是医疗保障体系中最低层次的安全网，是对

医疗保险体系的进一步补充。医疗救助目的在于保障弱势人群，利于政府将有限的资金用于满足弱势人群的需求上。医疗救助制度和新农合制度可以做到相互补充，相辅相成，共同提高农民对卫生服务需求的可及性。

新农合制度和医疗救助制度在 2003 年同时在全国试点运行，从制度推行一开始就共同开展研究、落实，衔接运行。表 2-3-1 整理了农村医疗救助制度与新农合制度衔接的相关政策规定。分析相关政策，当前两种制度的衔接方式主要包括：①通过来自民政的救助金帮助贫困农户参加新型农村合作医疗制度。②参合农民获得新农合医疗费用补偿后，剩余自付金额仍然较大，可向当地民政部门申请剩余部分按规定比例进行二次报销。

表 2-3-1 农村医疗救助与新农合制度衔接的相关政策分析

年份	关于制度衔接的规定	文件名	文件号
2004	地方各级人民政府要尽快建立农村医疗救助制度，资助贫困农民参加新型农村合作医疗，并对患大病的贫困农民提供一定医药费用补助，对患特种传染病的农民按有关规定给予补助。	国务院办公厅转发卫生部等部门关于进一步做好新型农村合作医疗试点工作指导意见的通知	国办发〔2004〕3 号
2009	确定救助对象和救助方式；帮助解决相关基本医疗保障起付线以下的自付部分；探索多种医疗保险"一站式"管理服务，不同机构间信息共享。	民政部财政部卫生部人力资源和社会保障部关于进一步完善城乡医疗救助制度的意见	民发〔2009〕81 号
2012	要切实加强各项医疗保障制度之间在政策、技术、服务管理等方面的衔接，通过医疗救助、基本医疗保险、新农合、补充医疗保险或大病医疗保险共同解决重特大疾病贫困患者的医疗负担。此外，还要积极争取社会慈善组织对试点工作的支持，探索建立多层次的医疗保障体系，着力提高医疗保障水平。	民政部办公厅关于确定重特大疾病医疗救助试点单位的通知	民办函〔2012〕169 号
2014	县级以上人民政府应当建立健全医疗救助与基本医疗保险、大病保险相衔接的医疗费用结算机制，为医疗救助对象提供便捷服务。	社会救助暂行办法	中华人民共和国国务院令第649 号
2017	进一步加强两项制度在对象范围、支付政策、经办服务、监督管理等方面的衔接	关于进一步加强医疗救助与城乡居民大病保险有效衔接的通知	民发〔2017〕12 号

（2）制度衔接方式与内容：医疗救助与新农合衔接的方式主要包括"大病救助"和"大病与常见病兼顾"两种做法。目前，陕西、海南、贵州和安徽省份的医疗救助体系采取的是"大病与常见病兼顾"，辽宁、西藏和吉林采取的是"大病救助"做法，如表

2-3-2 所示。例如，海南省医疗救助实施办法规定，医疗救助采取资助参合参保、门诊救助、住院救助方式进行。2016 年出台的《辽宁省社会救助实施办法》规定，"符合下列条件之一的人员，可以申请医疗救助：最低生活保障家庭成员；特困供养人员；低收入家庭成员；因患大病，且在规定范围内的医疗费用自付部分超出家庭承受能力，导致家庭实际生活水平低于当地低收入家庭标准的人员；县以上人民政府规定的其他特殊困难人员[1]。"

表 2-3-2　各省新农合制度与医疗救助制度主要衔接方式

	大病救助	大病与常见病兼顾
陕西		√
海南		√
辽宁	√	
西藏	√	
吉林	√	
贵州		√
安徽		√

　　大病救助指对救助对象按病种定额救助，一年享受一次或规定年救助限额。在量入为出的前提下，救助病种参照医保确定的常见易发的大病病种，根据各种不同病种通常所需的医疗费用确定不同的救助病种，并且随着医疗救助基金的增长适时扩大救助病种范围和提高救助标准。

　　与农村医疗救助制度不同，新农合重大疾病的保障制度有多种模式，按病种报销、按费用报销以及两者的结合。但是，不论以哪种模式，各省都建立了以新农合为面上保障，农村医疗救助为进一步保障的报销政策。以安徽省为例，2016 年民政厅发布的《城乡民政救助实施办法》规定重特大疾病或重症慢性病医疗救助范围既可以按照"所患病种"确定，也可以按照患者个人自付的"医疗费用"确定。对比安徽省新农合重大疾病保障目录与农村医疗重特大疾病保障病种目录有很高的一致性，见表 2-3-3。这就切实保障贫困人口在遇到医疗风险的时候，能够解决实际问题，有效缓解因病返贫、因病致贫。

1　《辽宁省社会救助实施办法》7 月 1 日实施 [EB/G]．http：//www.mca.gov.cn/article/zwgk/dfxx/201605/20160500
000549.shtml.

表 2-3-3　安徽省新农合重大疾病与农村医疗救助保障病种对比

	新农合重大疾病保障病种	农村医疗救助保障病种
严重器官衰竭、乳腺癌、宫颈癌等各种恶性肿瘤	√	√
耐多药肺结核	√	√
艾滋病机会性感染	√	√
慢性粒细胞白血病	√	√
急性心肌梗死	–	√
脑梗死		√
血友病	√	√
肝肾移植前透析和手术后抗排异治疗	–	√
1 型糖尿病	√	√
甲亢	–	√
唇腭裂	√	√
重性精神疾病	√	√
晚期血吸虫病	–	√
儿童白血病	√	–
先天性心脏病	√	–
当地政府规定的其他病种	√	√

2．相互取长补短形成不同保障层次

虽然新农合制度和医疗救助制度都是以给予人民群众医疗保障为最终目标，但是两种制度在基本目标、实施方式、制度属性、保障对象、基金来源、补偿范围以及管理机构等方面有诸多不同，表 2-3-4 整理了两种制度的差异。

基本目标方面，新农合制度强调分担疾病风险的效果，而农村医疗救助因其资金来自财政，属于发生风险后的进一步保障的行为；实施方式方面，新农合制度是参合农民间互助共济，而农村医疗救助是政府针对农村居民发生的医疗方面不可抗力问题进行救灾、减贫；制度属性方面，新农合属于社会保险范畴，而农村医疗救助属于社会救助范畴；保障对象方面，新农合制度目标对象是长期居住在农村的居民或者不居住在户籍地的农民皆允许购买新农合。而农村医疗救助范围条件相对狭窄，主要确定为农村五保户、贫困户等身份的贫困人口或因病致贫的人口；补偿范围方面，新农合制度以享受的医疗服务层次为补偿依据分别规定了门诊、住院的补偿情况，并结合分级诊疗，多级分段补偿。而农村医疗救助是新农合制度基础上的政府兜底保障，用于资助参合、大病进一步救助等；管理机构方面，未与城乡居民医保并轨的省份，新农合制度由原卫生计生部门管理，在各统筹地区成立专门的经办机构，有利于医疗服务支付方式与医疗保险报销管理统一化。实现并轨的城乡居民医保统一由社保部门管理。而农村医疗救助与其他形式的社会救助由民政部门统一管理。

新农合制度与农村医疗救助制度之间的不同，为农村建立了以新型农村合作医疗为核心，农村医疗救助为兜底防线的医疗保障形式。可以说，新农合制度保证了农村医疗保障的覆盖面，农村医疗救助重点保障了农村特困人口，提高了新农合的参合率，同时进一步预防因病返贫的现象。而农村医疗救助也能够依托新农合的相关政策，达到救助的目标。例如，降低救助对象的医药费用起付线，提高封顶线等。两种制度的衔接，能够取长补短，形成不同保障层次，让农民获得感增强。

表 2-3-4　新型农村合作医疗与农村医疗救助比较

	新型农村合作医疗	农村医疗救助
基本目标	保障参合农民健康，分担疾病风险，促进参合农民利用卫生服务	保障农民健康，促进贫困人口利用卫生服务
实施方式	互助共济	救灾、减贫
制度属性	社会保险	社会救助
保障对象	农民	农村五保户、贫困户、其他
基金来源	农民缴费、政府补助、集体资助及社会捐赠	各级财政拨款以及社会各界资源捐赠
补偿范围	门诊与住院相结合	资助参合，大病救助及其他
管理机构	卫生计生部门、社保部门	民政部门

小知识

农村医疗救助的制度框架

农村医疗救助制度是政府对患病且无力就医的贫困农村居民的医疗费用按一定的标准给予救助的制度。2003 年，我国开始确立这项制度，经过十余年的发展，农村医疗救助制度逐步完善。我国医疗救助费用也主要应用于农村低保人数的基本生活救助和农村特困人员救助。如图 2-3-1 所示，2009 年以后，城市低保人数在困难群众基本生活救助中所占的比例逐年下降。农村医疗救助的制度框架包括：

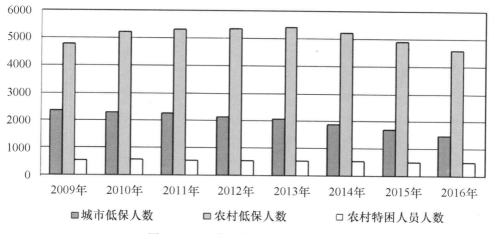

图 2-3-1 困难群众基本生活救助情况

（1）农村医疗救助的对象：最低生活保障家庭成员、特困供养人员和县级以上人民政府规定的其他特殊困难人员。

（2）农村医疗救助的方式：对救助对象参加城镇居民基本医疗保险或者新型农村合作医疗的个人缴费部分，给予补贴；对救助对象经基本医疗保险、大病保险和其他补充医疗保险支付后，个人及其家庭难以承担的符合规定的基本医疗自负费用，给予补助。

（3）医疗救助标准：由县级以上人民政府按照经济社会发展水平和医疗救助资金情况确定、公布。

（4）申请医疗救助的流程：申请医疗救助的，应当向乡镇人民政府、街道办事处提出，经审核、公示后，由县级人民政府民政部门审批。最低生活保障家庭成员和特困供养人员的医疗救助，由县级人民政府民政部门直接办理。

（5）农村医疗救助的资金筹集与管理：

筹资：要强化地方政府责任，地方各级财政特别是省级财政要切实调整财政支出结构，增加投入，进一步扩大医疗救助基金规模。中央财政安排专项资金，对困难地区开展城乡医疗救助给予补助。各地要动员和发动社会力量，通过慈善和社会捐助等，多渠道筹集资金。

管理：县级财政部门要在社会保障基金财政专户中设立城市和农村医疗救助基金专账，办理医疗救助资金的筹集、拨付。县级民政部门要做好医疗救助资金的发放工作。要加强对城乡医疗救助基金的管理，在确保基金安全的前提下，做到基金收支基本平衡，略有结余。基金结余较多的地区，应积极采取措施，逐步降低基金结余率，到 2011 年，结余资金要按规定及时结转下年使用，不得挪作他用。对于结余资金过多的，上级财政、民政部门应根据情况减拨或停拨补助资金。

（6）疾病应急救助制度：国家建立疾病应急救助制度，对需要急救但身份不明或者无力支付急救费用的急重危伤病患者给予救助。符合规定的急救费用由疾病应急救助基金支付。疾病应急救助制度应当与其他医疗保障制度相衔接。

（二）实现"一站式"即时结算

随着新农合制度的发展和医疗救助制度的不断完善，"一站式"服务成为众多民众的心声。由于新农合和医疗救助分属卫生和民政部门管理，困难群众就医后为了报销，需要持票据、审核材料等往返于各个部门。申请到审核再到回款，数月才能完成。为了解决这个问题，四川省2009年联通了新农合系统与民政医疗救助管理子系统，符合救助条件的农民可以搭上新农合即时结算政策的"顺风车"，两种补偿同步结算。

当前，两种制度实现有效衔接的典型模式就是医疗保障的一站式即时结算服务。经过调研发现，陕西、安徽、贵州、辽宁、吉林、海南、西藏等省份的多个地区医疗救助制度与新农合制度已经实现一站式结算服务。

与新农合实现对接的农村医疗救助模式主要有"住院救助＋一般门诊救助"，"住院救助＋大额门诊救助"和"住院救助＋一般门诊救助＋大额门诊"三种模式。救助程序分为就医前救助、就医中救助和就医后救助。规定所有地区采用医前和医后救助结合的办法。

住院救助内容：①为救助对象支付新农合起付线以下的费用；②新农合报销后剩余自付部分再按照一定比例给予补助；③住院费用超过封顶线且影响救助对象基本生活的，给予二次补偿。

一般门诊救助内容：按数额或者按比例给予救助。

大额门诊救助内容：按病种每人每年定额补助或按比例救助，其中按比例救助需设置封顶线。

救助程序：对已经确定的农村五保户、低保户等贫困人口采用就医前申领救助金＋就医后进行二次补助的方式开展民政救助；对未确定身份的，发生大额医疗费用的农村人口采用医后申请的方式进行救助。

例如，陕西省实现了新农合、大病保险、民政救助"三统一"；海南省患者凭农合本，医院直接对接民政部门开展民政救助，与新农合一起直接结算。

案 例

陕西模式——实现新农合、大病保险、民政救助"三统一"

陕西省目前已经全面实现了县域内医疗报销救助一站式即时结算服务。2017年5月，陕西省卫生计生委、扶贫办、人社厅、民政厅、中保陕西监管局5部门联合印发《关于开展医疗保障一站式即时结算服务工作的通知》，要求在全省县域内公立医疗机构和政务大厅设置一站式服务窗口。按照"选定场地、信息对接、即时结算"三步走的推进模式，陕西省实行医疗报销救助一站式服务窗口建设"三统一"。同时，通过升级新农合、大病保险、民政救助的软件，使贫困人口出院结算或在医保经办机构结算时，系统按照本地政策自动计算出基本医保补偿额、大病保险补偿额、医疗救助额、个人自付额和医院承担金额。

海南模式——凭农合本直接对接民政部门开展救助

以往，海南省参合困难群众申请医疗救助要经过村委会评议、乡镇政府审核、市县民政部门审批等程序，才能报销就医费用。实行"一站式"服务后，由定点医疗机构凭医疗救助对象提供的新型农村合作医疗证或城镇居民基本医疗保险证、有效的城乡最低生活保障金领取证、本人的身份证或户口本，先行安排住院治疗并及时通知民政部门。当地民政部门经审核测算救助金额后，向定点医疗机构发出《医疗救助通知书》，在通知中明确救助金额。定点医疗机构在新型农村合作医疗或城镇居民基本医疗保险补偿办法规定的可报销金额和民政部门发出的《医疗救助通知书》确定的救助金额内，免收住院押金，提供基本医疗服务。有关医药费用由新型农村合作医疗和城镇居民基本医疗保险的经办机构和民政部门直接结算。

二、响应精准扶贫 释放贫病农民就医需求

（一）生病与贫困

老百姓时常说，"有啥别有病""病来如山倒"。对普通百姓来说，家庭成员的一场大病能够压垮整个家庭。数据显示，自 2013 年我国对贫困人口建档立卡以来，在各种致贫原因里，"因病致贫"在各地区排在首位[1]。截至 2015 年底，因病致贫、返贫贫困户占建档立卡贫困户比例达 44.1%，其中患有大病和慢性病人数 734 万[2]。2016 年国家扶贫办调查发现，中国 7000 万农村人口中，有 42% 是因病致贫[3]。

农村人生一场大病，往往就陷入了"致贫‐继续生病‐更加贫困"的无限循环中，更因此而导致生活环境恶劣，使得贫困家庭的后代易于出现先天不足、儿童营养不良的问题[4]，从而重蹈上辈因病返贫、致贫的覆辙。农民因病致贫的原因主要是由于其收入扣除基本生

1　汪辉平，王增涛，马鹏程. 农村地区因病致贫情况分析与思考——基于西部 9 省市 1214 个因病致贫户的调查数据 [J]. 经济学家，2016（10）：71-81.

2　实施健康扶贫工程防止因病致贫返贫. http://www.nhfpc.gov.cn/caiwusi/mtbd/201705/8eb9afa844c3480099b922 d5c8045878.shtml.

3　《农村居民的疾病经济风险及新农合的补偿效果研究》

4　于晓薇，石静，李菊英. 中国贫困人口健康问题研究述评 [J]. 广西经济管理干部学院学报，2009，21（3）：1-6.

活费用之后不足以支付医疗费用，或者是在支付了医疗费用之后剩余的部分不足以维持其基本生活所需，导致其生活陷入贫困。在所有的医疗费用支出当中，重大疾病医疗费用支出可谓是灾难性支出。对于收入水平本来就不高的农民来讲，每年的医疗费用支出占其总支出的很大部分，一旦患上重大疾病，医疗费用支出更会成倍的增长，甚至远超其能承受的支付水平。而相对来讲，普通疾病花费的费用较少，即使会减少农民可用于其他用途的收入，也不至于使农民的生活陷入贫困。于晓薇等通过调研发现，因无力支付医药费用，我国贫困山区农民患病未就诊比例为 72%，应住院而未住院的高达 89%。

1. 贫困地区是医疗资源的匮乏区

我国贫困地区的分布并不均衡，像贵州、甘肃等地需要脱贫贫困县的数量成为了地方财政"不可承受之重"。从全国的情况来看，2015 年，贫困县共 635 个，涉及 5575 万人。调研显示，我国农村贫困人口以老年人、残疾人为主[1]。

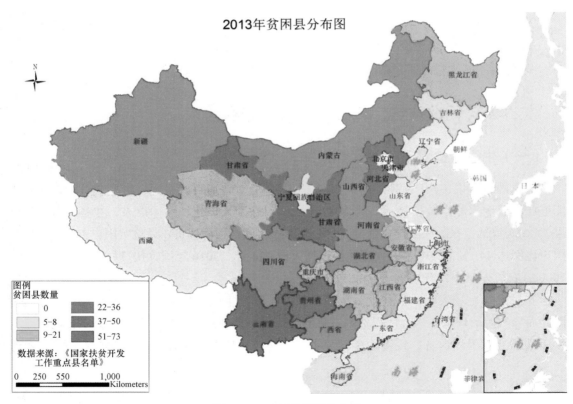

图 2-3-2 中国贫困县分布图

1 王蕾，马英楷. "十三五"时期农村贫困地区医疗保障发展问题及对策探析 [J]. 中国市场，2016（34）：280-282.

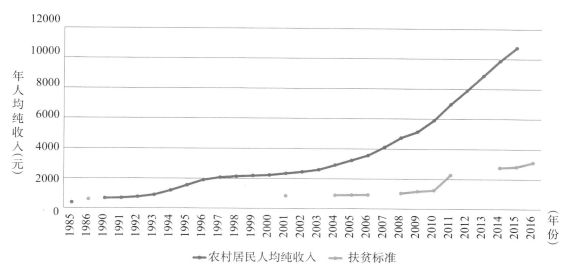

图 2-3-3　1985～2016 年农民年人均收入水平和扶贫标准变更图

2. 贫困地区是各种大病的重灾区

贫困也在一定程度上影响健康情况与医疗服务的获取。研究表明，贫困地区健康状况差，表现在大病冲击影响持久、两周患病率和慢性病患病率高、健康与收入成正相关，自我感觉健康状况差等[1]。最贫困的 1/4 的农村人口的传染病发病率是最富裕的 1/4 的农村人口的 3 倍，婴儿死亡率是后者的 2 倍[2]。

3. 贫困地区是医疗保险的急需地

原国家卫生计生委的数据显示，从病种看，贫困人口发病率前十的病种为心血管疾病、脑血管疾病、关节病、慢性阻塞性肺疾病、重性精神病、类风湿关节炎、糖尿病、恶性肿瘤、老年痴呆、老年性白内障。其中心血管疾病占 22.8%，脑血管疾病占 17.6%，是贫困人口中发病率最高的两个病种[3]。汪辉平等对西部 9 个省市进行调研，发现因病致贫户的患病类型多为慢性病和危重病，如表 2-3-5 所示[4]。因病致贫的原因大致可分为两类：一是直接影响，即高额的医疗费用导致因病致贫、因病返贫；二是间接影响，患病尤其是慢性病和危重病等严重影响患者的正常工作生活，从而失去了正常的劳动收入。两种因素综合作用，因病致贫、因病返贫不可避免。

1　李晓敏，陈玉萍，丁士军. 我国贫困地区农户的健康状况及公平性研究 [J]. 中国卫生经济，2010，29（5）：60-62.

2　陈彦勇. 农村医疗保障法律制度研究 [D]. 河南师范大学，2014.

3　实施健康扶贫工程防止农村贫困人口因病致贫因病返贫. http：//www.nhfpc.gov.cn/caiwusi/mtbd/201705/fc-b48ebcd0724fb8822c685f0b51c824.shtml.

4　汪辉平，王增涛，马鹏程. 农村地区因病致贫情况分析与思考——基于西部 9 省市 1214 个因病致贫户的调查数据 [J]. 经济学家，2016（10）：71-81.

表 2-3-5　各省（市、区）因病致贫户患病类型比重

地区	慢性病（%）	危重病（%）	地方病（%）	意外伤害（%）	其他（%）
重庆	83	11	3	2	6
四川	59	27	1	5	14
贵州	50	18	3	8	23
云南	32	32	6	10	20
陕西	72	16	0	4	9
甘肃	33	5	47	3	18
青海	56	21	4	5	22
宁夏	60	17	1	11	31
新疆	69	14	0	6	11
平均	57	18	7	6	17

（二）响应精准扶贫政策

因病返贫和致贫是阻碍我国人民群众脱贫致富的"绊脚石"。为此，新中国成立以来，党和国家在减贫、脱贫、扶贫的道路上不懈努力奋斗中，一直将通过减轻就医负担实现贫困农民脱贫作为扶贫政策的重要手段。精准扶贫政策推出以来，新农合积极响应，调整筹资政策和补偿政策，从为农民提供精准医疗保障服务入手，为扶贫贡献力量。

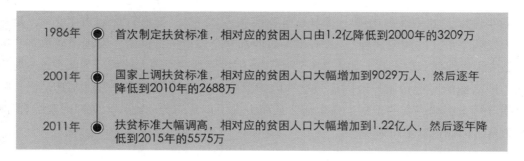

1986年　首次制定扶贫标准，相对应的贫困人口由1.2亿降低到2000年的3209万

2001年　国家上调扶贫标准，相对应的贫困人口大幅增加到9029万人，然后逐年降低到2010年的2688万

2011年　扶贫标准大幅调高，相对应的贫困人口大幅增加到1.22亿人，然后逐年降低到2015年的5575万

2001年至2007年扶贫标准有两条贫困线：绝对贫困线和相对贫困线，2008年开始统一使用后者作为扶贫标准。表中2001年至2007年数据为相对贫困线标准

目前有12个省市制定了高于国家标准的地方标准一般在4000元左右，高的到了6000元以上

图 2-3-4　贫困标准和贫困人口数量的变更历史

数据来源：历年中国统计年鉴

1．精准扶贫政策简述

2013 年 12 月，国务院办公厅印发《关于创新机制扎实推进农村扶贫开发工作的意见》的通知，提出要建立精准扶贫工作机制。要求以县为单位、规模控制、分级负责、精准识别、动态管理，对每个贫困村、贫困户建档立卡，建设全国扶贫信息网络系统，实现真扶贫、扶真贫，并且明确新型农村合作医疗参合率稳定在 90% 以上；逐步提高儿童医疗卫生保障水平[1]。2015 年，党的十八届五中全会描绘了我国"十三五"时期的发展蓝图，指出脱贫攻坚是全面建成小康社会最艰巨的任务。习近平精准扶贫思想逐步上升为国家扶贫开发战略，并不断丰富和完善。

习近平总书记提出的精准扶贫政策，主要包含三方面内容：①精准识别。要通过群众评议、入户调查、公告公示、抽查检验、信息录入等，把贫困人口识别出来；②精准帮扶。贫困人口识别出来以后，针对贫困原因要定责任人和帮扶措施，确保帮扶效果；③精准管理。要建立起贫困户的信息网络系统，将扶贫对象的基本资料、动态情况录入系统当中动态管理，实现扶贫对象有进有出、扶贫信息真实可靠。

精准扶贫政策有效防止了社会保障资源的浪费。农村医疗保障方面，以精准扶贫对贫困人口的精准识别为基础，新农合制度多措并举，将精准扶贫渗透到制度的各个层面，为农民健康提供医疗保障。

2．精准识别为提供精准医疗保障建立基础

（1）新农合制度响应精准扶贫：新农合的精准扶贫既体现在贫困户个人免缴参合费用，又体现在提高建档立卡贫困户的补偿比例，还体现在扩大大病保障的病种范围。

2014 年，原国家卫生计生委、国家发展改革委、财政部等联合发布《关于扎实推进农村卫生和计划生育扶贫工作的实施方案》（国卫财务发〔2014〕45 号），目标是推动贫困地区卫生计生事业（含中医药）快速发展，提高贫困地区人民群众健康水平，实现精准扶贫。要求采取有效措施逐步解决因病致贫、因病返贫问题，中央财政继续向中西部地区倾斜[2]。

根据国家发展改革委等 6 部门《关于开展城乡居民大病保险工作的指导意见》（发改社会〔2012〕2605 号），优先将 20 种新农合重大疾病纳入城乡居民大病保险范围，先由新农合按照不低于 70% 的比例进行补偿，对补偿后个人自付超过大病保险补偿标准的部分，再由城乡居民大病保险按照不低于 50% 的比例给予补偿，力争避免农村居民发生家庭灾难性医疗支出。此外，食管癌、直肠癌等 9 种大病贫困患者将得到专项救治，进行集中分类救治，全面建立农村贫困人口兜底保障机制[3]。根据 6 部门《意见》，各省调整了新农合补偿政

1　人民日报．中办国办印发《关于创新机制扎实推进农村扶贫开发工作的意见》[J]．人民日报，2014．

2　关于印发扎实推进农村卫生和计划生育扶贫工作实施方案的通知 [EB/G][2017-09-09]．http：//www.nhfpc.gov.cn/caiwusi/s3577c/201408/2cd269ccc6d24234be1e3c36f178d469.shtml．

3　9 种大病贫困患者将得到专项救治 [EB/G][2017-09-09]．http://www.nhfpc.gov.cn/caiwusi/spzq/201705/d233f1793fc0460a8828cdf1d5f3b7d6.shtml．

策。例如，辽宁将部分病种纳入特定人群补偿，提高住院费用报销比。

案 例

辽宁省——将部分病种纳入特定人群补偿

辽宁省从门诊报销、慢病补偿、住院报销、大病保险四个方面对新农合的补偿比例进行规定[1]。如表 2-3-6 所示，辽宁省通过高比例地报销住院费用，将类风湿关节炎及强直性脊柱炎、再生障碍性贫血等病种纳入门诊特慢病补偿范围，大病保险按照医疗费用的高低分段制定支付比例，能够有效地针对特定人群进行补偿，避免农民因大病、慢病、住院等致贫或返贫，有效实现了精准扶贫。

表 2-3-6   辽宁省 2017 年新型农村合作医疗保障待遇

门诊报销	住院报销	慢病补偿	大病保险
2017 年，乡和社区（卫生服务中心）定点医疗机构门诊报销比例保持在 50% 以上。村级定点医疗机构报销比例达到 25%，最高支付限额不超过当年筹资标准的 50%；也可按 80% 比例进行报销，最高支付限额不超过当年个人筹资标准的 50%，以家庭为单位共同使用	政策范围内住院费用支付比例保持在 75% 左右，不同等级定点医疗机构的起付线和支付比例保持合理差距，鼓励参合居民在二级医疗机构和县级医疗机构就诊，适当提高三级医疗机构的起付线和降低支付比例	在省、市、县级定点医疗机构实行新农合门诊特慢病补偿制度，将恶性肿瘤放化疗、高血压（Ⅲ期）、血友病、类风湿关节炎及强直性脊柱炎、再生障碍性贫血等病种纳入门诊特慢病补偿范围。各市结合实际，确定本地区新农合门诊特慢病补偿病种、定点医疗机构和报销比例	参合农民大病保险起付线为上一年度农民人均纯收入的 60%。按照医疗费用高低分段制定支付比例，起付线以上的合规医疗费用 5 万元（含 5 万元）以下，支付比例按照 50%；5 万元以上至 10 万元（含 10 万元），支付比例按照 55%；10 万元以上支付比例按照 60%。最高支付比例控制在 60%

同时，不同省份根据筹资水平，还探索了有效防止贫困户因病返贫的对策。例如，甘肃省渭源县的新农合兜底补偿政策。

案 例

渭源精准锁定因病致贫户新农合兜底补偿解民忧[2]

温凌云，建档立卡贫困户，是渭源县五竹镇五竹村村民，因患脑肿瘤回到家乡，当年在兰州大学第二医院做了脑部手术，2014、2015 年连续两年 2 次手术花费 7 万多元，经过多次报销后，个人仍需支付近万元。但家里已花光积蓄，还背

---

1   辽宁关于进一步加强新型农村合作医疗制度建设的通知 [EB/G][2017-09-09]. https：//www.xnh.org.cn/bczc/20170327/8912.html.

2   宜秀萍. 渭源精准锁定因病致贫户新农合兜底补偿解民忧 [N]. 甘肃日报，2015-12-27（002）.

上了外债，面对新的医疗费，全家人愁眉不展。

2014 年渭源县出台了卫生精准扶贫全面救助方案，将全县建档立卡贫困户中 2348 户因病致贫户全部纳入救助范围。该县规定，2015 年 1 月 1 日起，符合救助条件的患者在定点医疗机构就诊后，新农合先提高比例进行报销，报销后个人自付在 5000 元以上的由大病保险进行补偿，之后享受民政救助，最后，新农合利用结余资金对患者自付部分进行全额兜底补偿。救助对象实行动态管理，按年度调整，2015 年脱贫后的精准扶贫户将不再享受此项救助政策，如有因病等原因返贫的贫困户，可再纳入救助范围。

根据这一政策，温凌云符合全额兜底补偿条件，剩余自付部分由新农合全额补偿。截至 2015 年 5 月，渭源县已有 160 多人享受到这一惠民新政，累计补偿资金 60 多万元。

（2）两种制度结合探索精准救助：农村的医疗救助以大病救助为切入点，精准扶贫政策下，医疗救助制度重点推出按病种病情确定救助对象，并针对建档立卡贫困户扩大了重大疾病救助病种范围等举措。同时，部分地区还积极探索新农合结合使用医疗救助购买补充医疗保险的方法，实施精准救助。

案　例

湖北省红安县为农民购买了医疗救助补充保险 [1]

湖北省红安县政府与黄冈人保财险公司签署《全县精准扶贫医疗救助补充保险协议书》，利用民政救助资金和财政资金 2442 万元，为全县 53 855 名精准扶贫医疗救助对象购买了医疗救助补充保险。被保险的医疗救助对象住院治疗费用，在各种政策报销后，报销比例仍未达到 90% 的，未达到部分由保险公司赔付，个人只承担总费用的 10%；当被保险人个人当年自费累计超过 5000 元时，超过部分由定点医疗机构先行垫付，再由保险公司赔付。这种救助持续到救助对象脱贫为止。至此，红安率先在全省建立了新农合（基本医保）、大病保险、民政大病救助、医疗救助保险"四位一体"的医疗救助精准扶贫机制。

2015 年 10 月，红安县组织千名医生进入因病致贫贫困户家中，开展健康检查和免费义诊，建立健康档案，进行精准识别。对于精准识别后的贫困就医对象，新农合（基本医保）取消住院起付线；出院时，在专用窗口一站式办理结算手续，新农合（基本医保）、大病保险、民政大病救助按政策标准当场给予结报。

1　毛红平. 红安率先在全省建立医疗救助精准扶贫机制 [N]. 黄冈日报，2016（1）.

3. 健康扶贫：让贫困农民"看得起病"

（1）两种制度纳入健康扶贫政策框架：健康扶贫是精准扶贫的重中之重，原国家卫生计生委副主任王培安多次强调，实施健康扶贫工程是精准扶贫精准脱贫方略的重要实践。原国家卫生计生委将新农合制度和医疗救助制度共同纳入健康扶贫的政策框架下。

2016 年 6 月，我国正式提出"健康扶贫"，出台了《关于实施健康扶贫工程的指导意见》（国卫财务发〔2016〕26 号），主要目标是针对农村贫困人口因病致贫、因病返贫问题，突出重点地区、重点人群、重点病种，采取有效措施全面提高农村贫困人口健康水平，为农村贫困人口与全国人民一道迈入全面小康社会提供健康保障。

在医疗保障方面，健康扶贫工程要求建立基本医疗保险、大病保险、医疗救助、疾病应急救助、商业健康保险等制度的衔接机制，发挥协同互补作用，形成保障合力，力争对贫困患者做到应治尽治。

1）要求新农合和大病保险制度覆盖所有贫困人口并实行政策倾斜。新农合个人缴费部分由财政给予补贴，门诊统筹覆盖所有贫困地区，提高农村贫困人口新农合政策范围内住院费用报销比例，降低大病报销起付线，逐步提高保障水平。

2）加大医疗救助力度。将符合条件的农村贫困人口全部纳入医疗救助范围，全面开展重特大疾病救助，进一步减轻贫困患者大病造成的负担。

3）将符合条件的残疾人医疗康复项目按规定纳入基本医疗保险支付范围，提高农村贫困残疾人医疗保障水平。

4）扎实推进支付方式改革，强化基金预算管理，完善按病种、按人头、按床日付费等多种方式相结合的复合支付方式，有效控制费用[1]。

按照"大病集中救治一批、慢病签约服务管理一批、重病兜底保障一批"（"三个一批"）的工作思路，健康扶贫的最终目标是要实现让贫困人口看得上病、看得起病、看得好病、少生病的目标。

（2）分类分批救治精准推进健康扶贫工程：2017 年 4 月，原国家卫计委、财政部等部门联合印发了《健康扶贫工程"三个一批"行动计划》，提出组织对患有大病和长期慢性病的贫困人口开展分类分批救治，精准推进实施健康扶贫工程，保障农村贫困人口享有基本医疗卫生服务，防止因病致贫、因病返贫，为农村贫困人口脱贫提供健康保障。

工作目标是 2017～2020 年，对核实核准的患有大病和长期慢性病的农村贫困人口（指建档立卡贫困人口和农村低保对象、特困人员、贫困残疾人，下同），根据患病情况，实施分类分批救治，确保健康扶贫落实到人、精准到病，有效解决因病致贫、因病返贫问题。重病兜底保障一批。提高医疗保障水平，切实减轻农村贫困人口医疗费用负担，有效防止

---

1 关于实施健康扶贫工程的指导意见 [EB/G][2017-09-09]. http://www.nhfpc.gov.cn/caiwusi/s7785/201606/d16de85e75644074843142dbc207f65d.shtml.

因病致贫、因病返贫。

具体分为三部分落实：一是实行倾斜性精准支付政策，完善大病保险政策，对符合条件的农村贫困人口在起付线、报销比例等方面给予重点倾斜等；二是建立健康扶贫保障机制，各地要统筹基本医保、大病保险、医疗救助、商业健康保险等保障措施，实行联动报销，加强综合保障，切实提高农村贫困人口受益水平；三是落实"一站式"结算，贫困人口县域内住院先诊疗后付费，贫困患者只需在出院时支付自负医疗费用，推动城乡居民基本医疗保险经办机构、大病保险承办机构、医疗救助经办机构、医疗机构之间基本信息共享、互联互通，相关医保、救助政策在定点医院通过同一窗口、统一信息平台完成"一站式"结算，为群众提供方便快捷服务[1]。

（3）健康扶贫取得显著效果：健康扶贫政策实施以来，取得了显著的效果。各地建立起贫困人口医疗兜底保障机制，让贫困人口看得上病。新农合政策范围内住院费用报销比例提高5个百分点以上，降低大病保险报销起付线，提高报销比例，将符合条件的农村贫困人口全部纳入救助范围，实行县域内住院先诊疗后付费"一站式"即时结算。2016年，贫困人口住院实际补偿比达到67.6%。全国已有74%的贫困县实行贫困人口县域内住院先诊疗后付费和"一站式"即时结算，有效减轻贫困人口看病就医经济负担。

案　例

陕西省通过三个层面提高贫困地区医疗保障水平，一是缴费补贴，对农村特困供养人员参加新型农村合作医疗个人缴费部分财政全额资助，农村低保对象参加新型农村合作医疗个人缴费部分财政给予定额补贴；二是政策倾斜，不断提高住院费用的报销比例，降低起付线，2016年新型农村合作医疗在上年度住院费用报销比例的基础上，提高5个百分点；城乡居民大病保险首段起付线降低50%；三是扩大报销范围，在已有运动疗法等9项残疾人医疗康复项目的基础上，将康复综合评定等20项医疗康复项目纳入基本医疗保险报销范围[2]。

贵州省制定并严格落实新农合基本补偿和大病保险对农村建档立卡贫困人口的"两提高、两降低、一减免"倾斜政策，"两提高"即提高普通门诊和普通住院报销比例（提高幅度不低于5个百分点，进一步提高慢性病门诊报销比例）、提高大病保险报销比例（提高幅度不低于10个百分点）；"两降低"即降低并逐步取消经转诊普通住院、大病保险起付线（大病保险起付钱不得高于3000元）；"一减免"

1　关于印发健康扶贫工程"三个一批"行动计划的通知 [EB/G][2017-09-09]. http：//www.nhfpc.gov.cn/caiwusi/s3 577c/201704/4eed42903abd44f99380969824a07923.shtml.

2　陕西省健康扶贫实施方案 [EB/G][2017-09-09]. http：//www.snjingyang.gov.cn/gk/zcfg/39744.htm.

即经转诊在省级新农合定点医疗机构住院的不设起付线。全面实施县域内农村贫困人口先诊疗后付费，取消贫困人口住院预付金，通过同一窗口、统一信息平台实现"一站式"结算。同时，贵州重点为解决高医药费用患者经济负担，对经转诊参合患者住院医药费用实行分段保底补偿，如表2-3-7所示。针对儿童先天性尿道下裂、儿童苯丙酮尿症等25种重大疾病保障工作，制定分段保底补偿政策，实施按病种付费[1]，有效实现了精准扶贫。

表 2-3-7　贵州省住院医药费用分段保底补偿比例参考

县域内保底补偿政策		高医疗费用段保底补偿政策		
县级	乡级	5万元以下段	5万~10万元段	10万元以上段
70%	80%	55%	60%	65%

第四节

改革供方支付方式　提高基金使用绩效

医疗保险费用的支付是医疗保险运行体系中的关键环节。它是指被保险人在获得医疗服务后，由医疗保险机构或被保险人向医疗服务提供方支付医疗费用的行为，而医疗费用支付的途径和方法则称为医疗保险支付方式[2]。新农合探索采用混合共存的支付方式，管控医疗服务行为，规避医保道德风险事件，保障基金使用安全。

一、新农合支付方式改革之路

新农合支付方式改革主要是对供方支付方式的改革。新农合的供方支付，即"补供方"，是指新农合经办机构对合作医疗定点医疗机构在为参合患者提供医疗服务过程中所消

1　2017年度贵州省新型农村合作医疗补偿指导方案[EB/G][2017-09-09]. https://www.xnh.org.cn/bczc/20170410/8909.html.

2　李绍华，柴云.《医疗保险支付方式》[M]. 科学出版社，2016.

耗的资源进行补偿的行为。新农合支付改革有助于规范管控医疗机构的医疗服务行为，避免产生高额医疗费用和发生道德风险，造成卫生资源不合理配置、浪费新农合基金。

在新农合支付系统中，医疗机构担负着为参合患者提供等价医疗服务的责任；新农合经办机构担负着调节基金支出方式、限定支出条件，以保证"以收定支，收支平衡"；上级卫生部门、审计部门等则肩负着基金使用制度设计、基金使用监控的责任。鉴于各方责任，新农合支付方式坚持"试点先行，逐步推广"的原则，从中央层面到地方层面，开展支付方式改革的探索。

（一）早期探索

2004 年 10 月，吴仪副总理在中南海会见新农合技术指导组专家时，要求充分发挥专业优势，深入研究新农合制度的发展规律，做前瞻性研究，控制新农合基金的超支风险。根据副总理指示，新农合中央专家指导组专家根据原卫生部农卫司工作部署，部分试点县开展了支付方式改革的试点研究。如陕西省镇安县从 2004 年开始探索住院单病种付费，云南省禄丰县从 2005 年开始探索门诊总额付费，住院按床日付费。这些试点探索为之后的支付方式改革全面推进起到了引领和示范作用。

2007 年，原国家卫生部首次强调通过采取单病种定额付费、按人头预付、医药费用清单制、加强结算审核、补偿报销情况公示等多种措施，有效监管收费行为，切实控制医药费用的相关规定。

（二）试点先行

2010 年，原卫生部副部长刘谦率领相关司局领导赴云南省禄丰县进行了为期两天的支付改革现场调研，随即在云南省昆明市召开了全国新农合支付方式改革工作交流会，并组织到试点地区学习，推广试点经验。会议要求各省（区、市）选择部分县（市、区）开展新农合门诊和住院支付方式改革试点。2010 年要在全国 10% 的统筹地区开展试点，力争在 2～3 年内，在全国 50% 的统筹地区开展新农合支付方式改革。

2011 年，国家发改委、原卫生部印发《关于开展按病种收费方式改革试点有关问题的通知》（发改价格〔2011〕674 号），推荐 104 个病种在各地推行医疗服务按病种收费。要求"各省（区、市）价格主管部门要会同卫生部门按照'有约束、有激励'的原则，制定病种收费标准"，"医疗机构要严格遵循病种诊疗规范，确保医疗服务质量，明确双方权利义务。医疗机构不得推诿重病患者，不得无故缩短患者住院时间、分解患者住院次数"。

2011 年同年，原国家卫生计生委指导新农合加快推进支付制度改革，控制医药费用不合理增长。要求推行门诊总额付费制度；住院主推按病种付费方式，同时扩大按病种付费的病种数量，未纳入按病种付费范围的病种，探索按项目付费与按床日付费相结合的混合支付方式。有条件的地区，在混合支付方式基础上，探索建立住院费用总额控制机制。

（三）逐步推进

2012 年，原国家卫生计生委出台《关于推进新型农村合作医疗支付方式改革工作的指导意见》（卫农卫发〔2012〕28 号），指导各地积极探索实行按病种付费、按床日付费、按人头付费、总额预付等付费方式。主要内容包括：①门诊费用支付改革：分为一般门诊、大额门诊以及纵向一体化管理的情况，其基本内容见表2-4-1。②住院费用支付方式改革：积极推进按病种付费、按床日付费，鼓励各地参照疾病诊断相关组（DRGs）付费，探索完善现行按病种付费的模式，控制诊疗过程中规避按病种付费的行为。按病种收付费，原则上费用超出部分由医疗机构承担，结余部分归医疗机构所有。按病种收付费病种的选择，应当本着诊疗规范、费用测算相对简单的原则，可优先在原卫生部已经确定实施临床路径的病种中选择。也可按照在不同级别医疗机构住院参合人员的疾病谱排序，对拟纳入按病种付费的病种进行筛选和调整，逐步扩大按病种付费的病种数量和住院患者按病种付费的覆盖面。要合理控制按病种收付费疾病的例外病例的比例。实行按床日付费要制定严格的质量控制和评价指标，避免违规缩短或延长住院时间、推诿病人的行为。

表 2-4-1　2012 年新农合门诊费用支付改革基本内容

适用范围	支付方式	确定依据
乡（镇）、村两级医疗卫生机构一般门诊	总额预付为主	近 2～3 年区域服务人口、就诊率、次均门诊费用、服务能力等；考虑经济增长、物价变动以及地理环境、人口增长、流动等
	按人头付费向乡村（全科）医生购买服务	—
特殊病种大额门诊	实行定额包干的支付	—
县、乡、村纵向技术合作或一体化管理	按人头付费	服务人口患病率、门诊分级诊疗、前三年门诊次均费用等

同时，该文件还要求要做好支付方式改革与公立医院改革的衔接，按照总额控制、结构调整的工作思路，充分发挥支付方式改革调整医药费用结构的重要作用，合理减少药品、耗材使用，提高医疗技术劳务收入，把支付方式改革与推行临床路径管理、标准化诊疗密切结合，实现控制费用、规范诊疗的预期目标。

（四）全面推进

经过一系列探索和试点，2015 年，原国家卫生计生委要求：①全面、系统推进按人头付费、按病种付费和总额预付等多种付费方式相结合的复合支付方式改革，在开展按病种付费方式改革的地区，将病种范围扩大到 30～50 种。②完善相关配套政策措施，建立严格的考核评估和质量监督体系，防止定点医疗机构为降低成本而减少必需的医疗服务或降低服务质量。将考核从定点医疗机构延伸到个人，将医生成本控制和服务质量作为医生个人综合考核的重要内容，并与其个人收入挂钩，充分调动其控费积极性。至此，新农合支付方式制度进入了由试点到全面推开的阶段。

2016年，原国家卫生计生委要求新农合：①加快推进按病种付费、按人头付费、按床日付费等复合型支付方式改革，扩大支付方式改革对定点医疗机构的覆盖面。②从药品通用名称入手，探索制订新农合药品支付标准，协同推进药品价格改革，改善定点医疗机构和参合（保）患者用药行为。③选择疾病负担重、社会影响大、治疗效果确切、诊疗路径清晰的儿童急性淋巴细胞白血病、儿童急性早幼粒细胞白血病、儿童先天性心脏房间隔缺损、儿童先天性心脏室间隔缺损、食管癌、胃癌、结肠癌、直肠癌、终末期肾病等重大疾病，实行按病种付费，结合临床路径管理，逐步扩大按病种付费对大病病种的覆盖面，充分发挥支付方式改革对医疗服务供需双方的引导作用和对医疗费用的控制作用。④完善针对不同级别医疗机构的差异化支付政策，支持参合（保）居民与基层医疗机构家庭医生团队开展签约服务，推进分级诊疗制度建设。

2017年，原国家卫生计生委要求新农合："全面推进按病种付费、按人头付费、按床日付费等复合型支付方式改革，开展按疾病诊断相关分组（DRGs）收付费试点，进一步扩大支付方式改革对定点医疗机构和参合患者的覆盖面。将对医疗机构个体的总额控制转变为区域内总额控制，探索开展点数法付费。建立健全支付方式改革联系点工作机制，加强对支付方式改革的指导、评估和总结。助力分级诊疗制度建设，将符合规定的家庭医生签约服务费纳入医保支付范围。支持区域医疗服务一体化改革，探索通过总额预付等支付政策的引导与调控，促进城市紧密型医联体、县域医共体内各级医疗机构规范服务、上下联动、分工协作、主动控费。启动实施按照药品通用名称制订新农合药品支付标准，配合做好医疗服务价格改革，探索制订新农合医疗服务支付标准，协同推进药品和医疗服务价格改革。"

二、新农合支付方式改革成效显现

（一）新农合支付方式改革基本情况

1. 覆盖面情况 [1]

根据国家卫生计生委卫生发展研究中心数据统计显示，截至2013年底，全国25省样本数据显示，有93.41%的县（区）开展了新农合支付方式改革，其中门诊支付改革开展率为78%，住院支付改革开展率为87%，门诊和住院同时开展支付改革的县（区）覆盖率为71%。只开展门诊支付改革的比例仅为7%，只开展住院支付改革的比例为16%。如图2-4-1所示。

1　王禄生，杨青. 新型农村合作医疗支付方式改革操作指南 [M]. 2015：24-28.

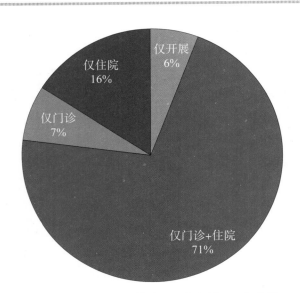

图 2-4-1　截至 2013 年底新农合支付方式改革构成及比例分布图

2．多支付方式具体构成情况

当前，新农合支付方式改革呈现多种形式并存的特点。门诊支付方式改革以总额定额支付方式为主，住院以混合支付模式为主。①当前，门诊总额定额支付方式占 90%；另有 5% 按参合人头支付，3% 按就诊人次支付。②住院支付方式改革构成：国家卫生计生委卫生发展研究中心开展住院支付方式改革的 2062 个县（区）中，以混合支付模式为主，占 67%，单一支付方式占 31%。实施单病种定额付费、按床日付费和总额定额付费三种支付方式的县（区）数量较多，分别 55.5%、42.62% 和 33.3%，实施出院按人次付费等其他付费方式的比例很低，尤其是 DRGs 付费等在 2013 年之前只有极少数县实施探索，但是随着多个试点地区 DRGs 控费效果成效明显，多个地区积极开展支付方式改革方式的升级。

3．参合农民补偿受益情况 [1]

根据原卫生部新型农村合作医疗中心对 2012 年全国 22 个省 688 个已开展门诊支付方式改革的调研数据，门诊支付方式改革覆盖的人次、费用、补偿额的比例都较高。新农合门诊统筹补偿人次为 4.40 亿人次，门诊支付方式改革覆盖了 92.83% 的人次；获得门诊统筹补偿的参合农民的门诊总费用为 160.12 亿元，门诊支付方式改革覆盖 91.26%；参合农民获得的门诊统筹补偿金额为 79.59 亿元，门诊支付方式改革覆盖 91.59%。

2012 年全国 22 个省样本数据显示，956 个区（县）开展了住院支付方式改革。其中，

1　程念，付晓光，杨志勇，等. 全国新型农村合作医疗支付方式改革现状及问题研究 [J]. 中国卫生经济，2014，33（11）：26-28.

新农合住院补偿总人次为 3701.77 万人次，住院支付方式改革覆盖了 50.18%；获得住院补偿的参合农民的住院总费用为 1483.33 万元，支付方式改革覆盖了 44.77%；参合农民获得的住院补偿金额为 827.93 万元，其中，支付方式改革覆盖 46.75%。

4. 地区试验点控费效果展示

新农合支付方式改革推行以来，多地涌现出达到良好控费效果的案例。例如，广西武宣县自 2011 年实施按床日付费以来，全县住院患者自付费用明显下降。按床日付费前人均自付费用为 738 元，实行按床日付费制后人均费用为 502 元，人均费用下降了 236 元。2011 年浙江省龙游县通过支付方式改革，减少医疗费用支出 500 余万元，节省新农合基金支出 230 余万元。浙江省嵊州市节约新农合基金支出 2498 万元[1]。

海南省儋州市人民医院 2016 年 9 月开始筹备 DRGs 支付改革工作，2017 年 1 月进入试运行阶段，2017 年 6 月正式运行 DRGs 方式付费结算，数据显示，2017 年 1 ~ 10 月份，儋州市人民医院次均住院费用下降了 7.17%，院内药品费用占比下降，住院病例外转率下降，住院病例 30 天再入院率下降，患者住院实际补偿比提高。2017 年，海南儋州参合农民次均住院费用降低 6%，平均住院天数缩短 0.5 天。

（二）2017 年联系点运行情况展示和分析[2]

2017 年，新农合支付方式改革试点联系点增加到 23 个。住院改革模式为实行 DRGs 疾病诊断相关组付费的有 9 个点，涉及陕西省 3 个市、区，甘肃省 3 个市、县，海南省 2 个市，贵州省 1 个市。截至 2017 年底，陕西榆林市、海南儋州市、甘肃会宁县、陕西宝鸡市和汉滨区、贵州六盘水市以及海南琼海市实现 DRGs 支付方式改革结算和运行。其他包括按疾病点数法付费、按疾病分组付费、单病种付费和按床日付费。

门诊也开展了多种方式的探索。例如，安徽在门诊医共体下实行按人头付费，其他慢性病按病种付费；海南采用门诊总额预付等，具体如表 2-4-2 所示。

表 2-4-2 多种门诊支付方式改革

	主要门诊支付方式	其他
安徽	门诊医共体下按人头付费	慢病按病种
海南	门诊总额预付	
陕西	乡村两级门诊按人头付费	按诊次总额付费 门诊住院点数法

1 杨积军, 陈莉, 左延莉, 等. 广西新型农村合作医疗支付方式改革实践, 成效及建议 [J]. 内科, 2016, 11（3）: 469-471.

2 国家卫生计生委卫生发展研究中心. 新农合运行情况调度会. 2018.

续　表

	主要门诊支付方式	其他
贵州	门诊总额付费	
吉林	按人次付费	慢病按人头付费
辽宁	门诊总额预付	探索医共体
甘肃	门诊总额预付	

各地通过支付方式改革，成效凸显。包括：①控费效果初显。住院次均费用过快上涨幅度降低或下降，平均住院天数缩短。例如，陕西榆林参合农民次均住院费用降低 3%，平均住院天数缩短 0.3 天；陕西宝鸡参合农民次均住院费用增幅降低，平均住院天数缩短 0.2 天。②医院精细化管理和信息化建设水平提升。医院病案编码水平提高，入组率达到 99%；临床路径执行情况改善，通过本土化操作，保证医疗服务质量；促进病案系统、分组器、HIS 系统多系统对接。③推动医院内部改革。医院注重质量控制，设置内部考评、绩效考核和薪酬改革。④促进经办机构监管能力提升。通过培训，经办人员学会了支付方式的测算、监管和分析等。⑤有助于专家团队实践经验的积累。通过深入实践，优化方案设计，积累解决问题的经验，提高指导能力，并方便开展评价。

（三）支付方式改革典型案例剖析

北京市平谷区医院和云南禄丰县县级医院通过探索 DRGs 的支付方式，在控制医疗费用过快增长方面取得了一定的成效。

1. 北京市平谷区医院 [1]

2013 年 8 月，北京市卫生计生委基层卫生处指导北京市新型农村合作医疗管理中心在全国率先启动了 DRG-PPS 试点工作，对试点医院实行预付制，即结余留用、超支共担和定期考核，取得了初步成效，并在 2015 年开始扩大试点范围。北京市平谷区区医院为试点医院之一。

将北京市平谷区医院（"试点医院"）和北京市其他 10 家远郊区域医疗中心（"对照医院"）作为对比研究对象，对比这些医院 2011 年到 2014 年病案首页信息、DRG 分组信息和新农合结算信息。

试点结果显示，该支付方式在控制医疗费用过快增长方面有一定成效。主要表现在：①保方的资金更高效。新农合患者的住院费用、住院时间消耗下降，而对照医院的呈上升态势；试点医院的住院药占比下降幅度超过对照医院，差 5~6 个百分点。同时，试点医院

1　张乐辉，魏永祥，纪京平，等. 北京市新农合按 DRGs 付费试点阶段成效分析 [J]. 中华医院管理杂志，2015，31（11）：818-821.

疾病诊治技术难度没有降低，没有发生明显的选择性诊治患者的现象，也未发现分解住院的现象。②不增加患者经济负担。试点医院 2014 年实际补偿比和试点前 2012 年相比降低 0.6 个百分点；但例均患者支付额度试点医院与对照医院的比例由 2012 年的 85.8% 降低至 2014 年的 80%。说明患者经济负担没有明显地增长，但应警惕增长的趋势。③医院有结余。2013 年和 2014 年医院通过压缩住院药占比、缩短平均住院日、实施临床路径管理等措施，取得了合理的结余，试点一年的结余率为 9.3%，也在合理范围。

表 2-4-3 2012~2014 年试点和对照医院费用管理指数

	医院	2011 年	2012 年	2013 年	2014 年
费用消耗指数	试点医院	0.75	0.77	0.71	0.68
	对照医院	0.75	0.77	0.78	0.81
时间消耗指数	试点医院	1.01	1.02	0.94	0.93
	对照医院	0.94	0.97	0.98	0.99
实际补偿比（％）	试点医院	53.8	53.3	52.9	52.7
	对照医院	52.5	51.8	52.9	54.8
住院药占比（％）	试点医院	39.2	38.9	32.9	32.4
	对照医院	40.5	39.2	38.9	37.5

表 2-4-4 2012~2014 年试点和对照医院结余指数

年份	试点医院		对照医院	
	新农合患者	非新农合患者	新农合患者	非新农合患者
2011	0.92	1.05	0.99	1.06
2012	0.99	1.12	1.08	1.13
2013	0.95	1.05	1.14	1.18
2014	0.99	1.05	1.25	1.28

2. 云南省禄丰县县级医院[1]

禄丰县是全国新农合支付方式改革重点试点县之一，自 2004 年以来在新农合支付方式改革方面进行了门诊总额付费和住院床日付费的探索。2004 年禄丰县开展新农合试点以来，住院支付方式改革先后开展了单病种付费和按床日付费，尽管在控制费用不合理增长和转

---

1 张朝阳.《医保支付方式改革案例集》[M].2016：135-147.

变医生行为等方面取得了一定成效，但仍存在支付分类较粗、医疗质量难以保证等问题。2013年，为促进县级公立医院改革，禄丰县开创性地在农村地区的县级医院进行国际上通用的DRGs付费方式探索，经过两年多的运行和不断完善，在控制不合理医药费用，促进医院内部改革和精细化管理等方面都取得了较好的效果，并在云南大理州祥云县推广，为全国新农合支付方式改革和县级公立医院改革提供了可借鉴的经验。

（1）主要做法：DRGs支付方式改革设计的关键是对疾病诊断进行分组和对分组的付费标准进行测算。根据当地疾病诊断和病案质量以及新农合监管水平。禄丰县分阶段的实施了简化版DRGs和标准DRGs分组。DRGs分组的方法是根据患者的年龄、性别、住院天数、临床诊断、基本症状、手术、疾病严重程度、合并症与并发症及转归等，以ICD-10疾病编码和ICD-9手术操作编码为依据，根据5年来定点医疗机构住院患者的病种构成、疾病诊断和手术名称等，综合临床专家意见和建议，将临床特征相似、发生频率较高、消耗资源相近的疾病进行合并分组。

2013年，国家级专家组对禄丰县2008~2012年的新农合住院患者出院病历数据进行了收集和整理，鉴于县（市）及以下医疗机构病案首页中的疾病诊断及主要手术或操作填写不规范，有较多诊断是医生根据实际情况及个人的习惯填写的，在国际疾病诊断分类ICD-10编码和手术或操作编码ICD-9中找不到等情况，难以按照国际标准DRGs分组，因此，先设计了简化版DRGs分组及付费方案，在简化版DRGs付费运行过程中，逐步规范医生的诊断和病案首页的填写，待追踪一段时间（如2~3年）获得足够且规范的病案首页数据时，再按照国际上DRGs分组的流程进行分组。2013年共纳入了264个病组，其中68个手术治疗疾病组和193个非手术治疗疾病组。随着医生诊断的逐步规范和新农合支付方式改革设计、测算和监管能力的逐步提高，结合2013年的运行情况，2014年实行了规范DRGs分组。2014年疾病病组增加到432个病组。2015年病组进一步规范为304个。

DRGs付费标准测算的关键是通过计算各DRG组的权重以反映各DRG组消耗资源的程度，并以权重为系数将年度预算基金分配到各DRG组，达到总额付费下的按病组科学分配的目的。禄丰县根据各DRG组内例均住院费用与所有病例的例均住院费之比计算各DRG权重，并充分召集医务人员进行讨论，根据疾病诊治的难易程度进行病组权重调整。在保证总权重不变的情况下，增加诊治难度大的DRG权重，减少诊治难度小的DRG权重。以调整后DRG权重为基础，将住院基金分配到每一权重上，最终确定每一DRG付费标准。

（2）改革效果：2013~2014年，DRGs付费支付方式改革实施两年来，禄丰县在医疗费用控制、医疗机构管理运行机制改革等方面取得了显著成效。

2013年，3家县级医院住院次均费用为2457元，低于全省和全州的平均水平（全省3555元，全州2811元）；2014年三家医院次均费用上涨幅度6%左右，控制了医疗费用的不合理上涨。

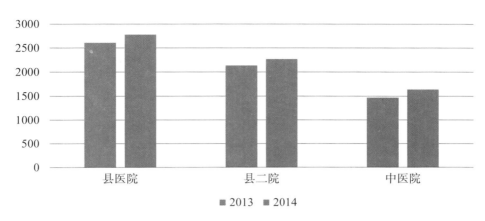

图 2-4-2 禄丰县三家县级医院 2013~2014 年住院次均费用

DRGs 分组合理和入组规范是执行 DRGs 付费支付方式改革的关键，入组错误率是合管办长期关注和监测的指标之一。2013 年实施之初，医疗机构行为还不尽规范，入组错误率为 9.47%，放宽标准住院比例为 10%，30 天内再住院率达到 3.49%。2014 年，随着医疗行为的逐步规范，禄丰县入组错误率为 2.82%，放宽标准住院比例为 4.29%，30 天内再住院率达到 0.88%（表 2-4-5）。这说明随着 DRGs 付费的实施，禄丰县医疗机构行为逐步规范，医疗服务质量逐步得到了改善。

表 2-4-5 禄丰县医疗机构行为变化

	2013	2014
入组错误率（%）	9.47	2.82
放宽标准住院比例（%）	10.15	4.29
30 天内再次住院比例（%）	3.49	0.88

三、新农合供方支付改革的启示

新农合支付方式改革经历了先易后难，覆盖从点到面，逐步全面推进的过程，为后续医保支付方式改革积淀了很多有益的经验。

（一）统一管理部门，多方协调配合，政策支持引导

由卫生行政部门统一管理医疗服务和医疗费用，决策统一高效，供需双方方便协调，能充分调动人才资源从研究试点到推动实施，根据疾病的病程发展进行有针对性的预

防和治疗，可以有效地降低医疗费用支出，转变重医轻疗的观念和做法，提高人群健康水平。

新农合支付方式改革的落实是多方协调配合，政策支持引导的结果。各地地方政府认识到新农合支付改革的重要作用和意义后，积极协调卫生、财政、物价和审计等部门协调配合，使支付改革建立激励和约束机制成为可能。

（二）因地制宜选择适宜模式，多种形式实现支付方式升级

当前新农合支付方式达 9 种之多，不同支付方式所需要的政策支撑和技术条件有所差异。例如，总额付费和按人次付费具备政策支撑和卫生机构执行得当即可实现；而 DRGs 的实施对诊疗水平、管理水平、信息化程度等都有较高的专业技术要求。因此，要根据当地实际，因地制宜，选择适宜模式。

同时，支付方式改革需要一个发展过程，不可能一蹴而就。由于我国医疗机构、经办机构的水平不均衡，支付改革的路径需要遵循先易后难，逐步完善，然后实现全国统一的支付方式。允许低水平起步，尽快提高支付方式改革的机构、病种和人次覆盖率。

（三）科学设计测算支付方案，加强服务监管，实施临床路径

合理的支付方式改革方案应当考虑基金安全，参合人群受益，医院控费三方利益，以实现新农合制度的可持续发展。测算合理的支付标准，并进行动态调整；在控制基金风险和保证参合农民受益的前提下，通过"超支不补、结余留用"的激励约束机制，使医疗机构达到控费目标基础上，能"略有结余"。

新农合支付方式改革的实践经验证明，加强对定点医疗的监管考核、实施临床路径是保证医疗质量的必要配套措施。新农合经办机构通过协议约束医疗机构服务行为，对医疗质量进行监督考核评定，以此作为奖惩依据；新农合支付方式改革的设计中把临床路径作为规范医生行为的准则，并作为监管医疗机构服务规范和费用测算的重要依据。

（四）注重发挥专家的指导作用，重视对经办人员的培训

从全国新农合支付方式改革较为成功的地区经验显示，专家指导与实际工作者推广相结合，能够为开展支付方式改革的理论与实践研究及技术指导起到重要的技术支撑作用。在推进过程中，专家开展技术援助主要体现在设计支付方式改革方案、测算费用和支付标准、提出监管和配套改革的建议等。

新农合支付方式改革开展以来，各级政府和机构重视对经办人员能力的提升，对经办人员开展了一系列培训，包括对支付方式改革的设计、测算、实施、监管以及信息化能力的培训。从开展新农合支付改革培训的地区来看，经过系统培训，新农合经办人员能够成功设计、测算和实施本地新农合支付方式改革。

第五节

引入第三方社会资源　探索多种经办管理模式

引入新农合的第三方社会资源是指政府通过购买服务的方式，将新农合的后台（主要是医疗服务和理赔支付管理）交由其他机构处理。探索将第三方资源引入新农合是优化新农合经办服务，保持新农合经办活力的重要举措。通过探索商业保险机构参与新农合经办服务，改进了经办服务方式，提高了资金利用效率，保证了基金安全，提高了新农合政策的知晓度；探索引入互联网技术提供支付服务、直接结算服务，优化了新农合的服务流程，为患者提供了更多地选择，提高了服务效率，提升了患者的服务体验。

一、引入第三方社会资源　促进新农合相关者利益均衡

（一）新农合引入第三方资源的背景

2009 年医改意见提出"以政府购买医疗保障服务的方式，探索委托具有资质的商业保险和机构经办各类医疗保障管理服务。"2015 年 3 月，十二届全国人大三次会议上，李克强总理在政府工作报告中首次提出"互联网 +"行动计划。2015 年 7 月，国务院发布《关于积极推进"互联网 +"行动的指导意见》（国发〔2015〕40 号）明确提出积极推广基于移动互联网入口的城市服务，开展网上社保办理、医保结算，医疗方面提供预约诊疗、划价缴费等便捷服务。当前，新农合主要探索商业保险机构、互联网公司等参与经办服务。第三方资源在新农合制度框架下得到准入，主要有以下两方面原因。

1. 传统经办管理模式面临挑战

（1）新农合经办人员工作负荷不断加大：随着新农合制度的改革发展，经办机构业务量在不断加大。截至 2015 年，我国开展新农合的县（市、区）已达 3261 个，参合农民达到 6.7 亿人，参合率 98.8%，参合人次与经办人员数量比例为 6065∶1，如图 2-5-1 所示，与发达国家相比，我国新农合经办人员的工作负荷远高于发达国家，造成了参合人员"累"和经办机构工作人员"累"的双累现象。

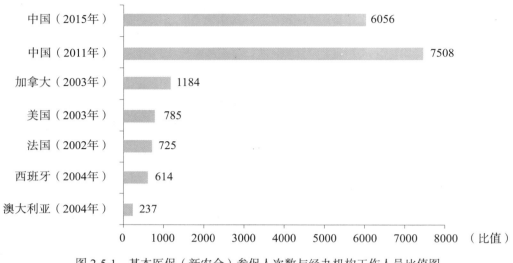

图 2-5-1　基本医保（新农合）参保人次数与经办机构工作人员比值图

（2）缺乏竞争机制，医保经办机构提升服务质量动力不足：在行政化管理下，一个区域内往往仅设一个医保经办机构，导致其面临业务上缺少竞争者，从而服务效率低下，服务模式缺乏创新驱动。

（3）教育指导工作不够深入：新农合经办人员数量有限，业务素养提升的同时，往往容易忽视宣传工作，导致农民对政策的理解不全面、不深入。

2．第三方经办经验丰富，技术先进

通过引进第三方社会资源，能够为新农合经办机构提供专业技能、风险管控、信息共享、客户服务等多方面支持，从而有效降低信息、技术和风险障碍，促进各相关主体的利益均衡。

第三方主要是通过签订三方协议指标完成每月费用的预结工作。其余每年度末，根据上一年度基金整体运行情况和下一年度政策导向和基金筹集情况，通过他们的精算团队，制订新一年度总控相关指标建议，经政府及合管办确认，与医疗机构协商签订新一年度住院总控协议，在协议指标基础上，由结算团队每月对定点医疗机构进行预结算，每月将各医疗机构的运行分析报告实时反馈，帮助定点医疗机构及时了解运行现状，从而帮助医疗机构及时调整管理策略。第三方通过推行医疗专管员制度完成定点医疗机构的服务工作，通过信息技术和专家团队对定点医疗机构新农合参保患者就诊进行质量服务过程监控，帮助监管定点医疗机构医师的诊疗行为，每月对不合理和违规情况进行反馈、沟通、审定、考核。此外，第三方建立人性化协商机制，通过例会制度、专题座谈讨论制等形式，三方进行深度协商，力争实现多赢。

（二）引入第三方资源的新农合利益相关系统分析

针对新农合传统经办管理模式面临的挑战，我国积极引入了商业保险公司、互联网公司等第三方社会资源，为新农合制度的发展带来了新的生机。传统的新农合系统由参保人群、医疗保险机构、医疗服务提供者和政府相关部门四大部分构成。新形势新任务赋予新农合系统新的内涵。当下，新农合制度是由参合人群、新农合管理机构、医院、政府、商业保险公司、互联网公司共同构成的旨在抵御疾病风险、保障健康的有机功能整体。制度中各利益相关者的关系如图 2-5-2 所示。

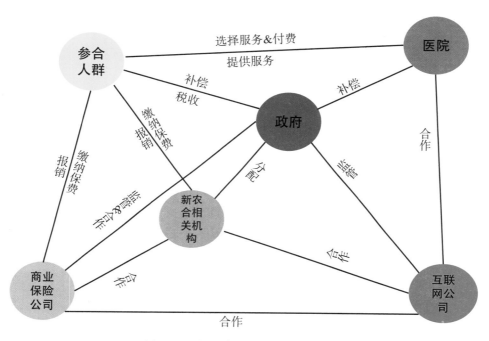

图 2-5-2 新农合制度利益相关者分析

在新农合制度框架下，新农合管理机构与参合人群是医疗保险服务的供给与消费关系，参合人群每年向新农合管理机构缴纳合作医疗基金，合作医疗基金每年用于参合人群的医疗费用报销；商业保险公司与参合人群也是医疗保险服务的供给与消费关系，除了参与新农合服务，参合人群也可通过向商业保险公司购买保险服务的方式，获得商业报销；参合人群与医院是医疗服务的需求与供给关系，参合人群前往医院就诊，交付就诊费用，医院提供医疗服务；新农合管理机构与商业保险公司合作，入驻新农合、大病医保等医疗保险，开展医保"一站式"直接结算工作，减轻参合患者医疗费用负担，助推精准扶贫；新农合管理机构与互联网公司合作，在就诊、在线支付过程中同医院信息系统、银行系统和医保系统之间通过接口进行多次数据传输和对接，实现第三方平台、医保账户以及医院内部账户间的数据互联互通，患者可实现在线医疗费用支付和新农合异地结报。

二、引入商业保险公司　汲取经验推动良性发展

（一）商业保险与新农合合作模式

2005年，中国保险监督管理委员会印发《关于完善保险业参与新型农村合作医疗试点工作的若干指导意见》（保监发〔2005〕95号），第一次提出保险业参与新农合具有重要意义。2009年，中共中央和国务院印发《关于深化医药卫生体制改革的意见》（中发〔2009〕6号），提出在确保基金安全和有效监管的前提下，积极提倡以政府购买医疗保障服务的方式，探索委托具有咨质的商业保险机构经办各类医疗保障管理服务。2012年，国家原卫生部和财政部等部门联合下发《关于商业保险公司参与新型农村合作医疗经办服务的指导意见》（卫农卫发〔2012〕27号），进一步明确商业保险公司参与"新农合"经办服务的相关政策和具体要求。这些政策文件的颁布为商业保险公司参与医疗保障体系建设提供了新的发展机遇。

目前，我国商业保险公司参与新农合的模式可归纳为委托管理模式、保险合同模式、混合管理模式、定点合作模式，其主要做法及典型地区如表2-5-1所示。通过这四种模式运行的新农合制度，得到良性发展。

表2-5-1　新农合引入商业保险公司的模式分析

模式	主要做法	典型地区
委托管理模式	政府支付委托管理费用委托商业保险公司经办新农合服务，商业保险公司承办委托的各项工作，并收取管理费用。	江苏江阴
保险合同模式	政府用筹集到的基金为参合人投保团体医疗保险，不再支付管理费用，商业保险公司承担新农合基金透支风险。	江苏宜兴
共保联办模式	政府和商业保险公司按比例共同分担新农合基金的透支风险。	北京平谷
定点合作模式	商业保险公司"定点参与"新农合异地就医结报工作，设立专用账户，提供周转金，提升回款进度。	辽宁等参合省

（二）降低成本和风险　提高基金使用效率

1. 不同模式成效分析

（1）委托管理模式：2001年起，江阴委托中国太平洋人寿保险有限公司负责新农合经办管理工作，在商业保险参与多层次医疗保险体系建设方面做出了有力的探索。为更好的实施新农合经办工作，太平洋保险公司做出"三步走"规划包括：2001～2002年建立起完善的一体化服务平台；2003～2009年控制社会保障工作中的不合理医疗、腐败现象，保证

基金安全，提高基金利用效率；2010～2012 年开办商业补充医疗保险，建立专家远程会诊系统，推动深化支付方式的变革。

新农合委托管理模式运行十余年来，中国太平洋人寿保险有限公司围绕社会医疗保险效用最大化的根本目标，运行成本明显降低，江阴新农合参合率自 2002 年以来年年保持在 100%，且基金每年结余始终控制在 10% 以内。2005～2009 年，江阴新农合参合人员的次均住院费用增长率控制在 4% 以内，次均住院医疗费用比无锡地区低 1000 元左右。2010 年初推出商业性的大病补充医疗保险，把大病报销比例从原先低于医保综合报销比例 6 个百分点，提高到比后者高出 6 个百分点，同时远程会诊中心完成会诊 1000 人次。2016 年，共有 262 万余人次得到结报补偿，受益面 100%，其中住院结报补偿 97 万人次，结报总金额 42 亿元，政策补偿比 80%，实际补偿比 50%，门诊结报 250 万人次，结报总金额 5894 万元。为缓解参合群众"看病贵、看病难"的问题发挥了重要作用。

（2）保险合同模式：2004 年初，宜兴以保险合同的模式将新农合服务"承包"给中国人寿保险股份有限公司，在国内率先采用"征、管、监"相分离的运作机制，有效保证了基金安全和高效运行。其中，卫生局负责新农合的统筹规划、政策制定、统一管理、综合协调和监督检查；财政局负责新农合基金征缴与管理，对基金实行专款专用，封闭运行；中国人寿保险公司负责参合手续办理、个人账户管理及参合人员住院结报等。

根据宜兴市政府公布的数据，传统模式下政府包揽新农合工作，共需额外增加 200 余名工作人员，需要多付出至少 1000 万元的费用；"保险合同模式"启动后，只需额外增加 100 万元的费用。2016 年年底，新农合累计服务 836.93 万人次，住院、门诊、医疗救助累计补偿金额 18.71 亿元。这样既节约了新农合运行成本，又保证了新农合基金的有效利用。

（3）共保联办模式：2011 年，北京市平谷区与中国人民健康保险股份有限公司以共同联保的方式，按协商比例承担居民医疗保险责任，共同提供居民医疗保险经办服务。与"委托管理模式"相比，"共保联办模式"采用了比例共保的做法；与"保险合同模式"相比，"共保联办模式"以保险合同方式经办新农合业务，政府与公司发挥各自优势，各按 50% 承担保险责任。共保联办模式不仅吸收了委托管理模式中能够保障基金的安全，提高政府工作效率，学习其丰富的管理经验，又结合了保险合同模式中节约成本，降低风险等特点。2011 年北京市平台区新农合人均费用支出同比增长 1.97%，与周边地区的 15% 相比，风险管控效果明显。

（4）定点合作模式：2017 年在原国家卫生计生委的组织下，国家新农合异地就医结算管理中心与中国人寿保险股份有限公司、9 个参合省份、全国 130 多家医疗机构签署《城乡居民基本医疗保险（新农合）跨省就医联网结报服务框架协议》。签订协议后，中国人寿保险股份有限公司设立国家跨省就医结算周转账户，提供 1 亿元额度周转金支持，专用账户每月将医院垫付资金先行回拨至医院账户。2016—2017 年度新农合跨省异地就医直接结算工作进展良好，顺利实现国务院确定的年度任务目标，覆盖辽宁、吉林、安徽、海南、四川、贵州、西藏、陕西、甘肃9个省（区）全部1.5亿参合人口。

2．引入商保优势总结

（1）改进了公共服务的提供方式：商业保险参与新农合管理，有效改善了政府经办新农合模式下的多种问题，并有效促进了新农合经办机构与商业保险公司的良性竞争，不断改进公共服务的提供方式，为百姓医保报销提供便利，减轻了政府人力物力过耗问题，使其能集中精力做好全局的统筹规划。

（2）专款专用的封闭式管理让基金运行更安全：新农合引入商业保险公司之后，实行基金"专款专用"、"收支两条线"的封闭式管理模式。保险专业技术的管理运行成本则由政府财政独立列支转变为与新农合基金平行运作。同时，建立了不合理赔款追偿和新农合基金账户预警机制，确保新农合基金运行正常、安全、合理。

（3）提升了新农合基金支出的合理性：商业保险公司凭借其自身的技术条件优势、信息系统优势、风险控制优势、专业技术人员等特有的条件，通过端口前移的分级制管理让基金支出更合理。①依托医疗信息化手段实行多重审核程序，规范医疗服务行为，达到合理住院、合理检查、合理用药、合理治疗、合理收费、合理补偿等"六合理"的管理目标。②根据各地实情建立不同比例的补偿等级体系，严格执行不同级别医疗机构实行不同补偿比例的有关规定，遵循分级诊疗制度合理分流病人，实现"小病进社区，大病进医院"的目标。③实施按疾病诊断相关分组（DRGS）付费和临床路径管理，前移费用控制端口，同类别的病人入院时，保险机构和病人按预先约定的费用标准向医院支付费用，真正从源头上控制医疗过度消费，抑制医疗费用不合理增长。

（4）加强了新农合制度宣传力度：商业保险公司利用遍布农村的新农合服务队伍走进千家万户，或在主要医疗机构安排大病保险业务专管员，向患者提供咨询，引导被保险人完成大病保险补偿结报申请。

（5）利用信息系统提供"一站式"直接结算服务：商业保险公司结合新农合医疗费用补偿特点，通过信息系统对接、合署办公等方式，由商业保险公司为医疗机构先行垫付资金，能够为参合患者在省内定点医疗机构实现新农合、大病医疗保险"一站式"同步直接结算服务以及跨省异地就医直接结算服务。

三、引入互联网科技　使用移动技术优化经办服务

（一）互联网公司与新农合的合作

2017年2月，国家新农合异地就医结算管理中心与腾讯公司签署《城乡居民基本医疗保险（新农合）跨省就医联网结报合作框架协议》，新农合与腾讯公司合作，搭建新农合微

信支付平台。这是应用移动技术优化新农合经办管理模式的开拓之举。当前，微信新农合支付平台已与深圳市龙华区人民医院、深圳市儿童医院、深圳市中医院、深圳市南山人民医院、深圳市宝安区人民医院等实现对接。其中，深圳市龙华区人民医院是腾讯公司在全国推动上线的首个微信新农合支付医院。受益人群主要为在深圳市异地就医的参合务工患者。其中，在深圳居住不满1年的参合患者，可通过电话、医院端信息系统等渠道提出转诊申请；在深圳居住1年以上的参合患者，可按规定在参合地备案后享受长期住院直接结算服务。

参合患者通过微信支付新农合平台可以实现以下功能：

1. 随时了解新农合政策知识。在输入本人身份证号码、真实姓名与新农合数据库核对授权后，能够实时查询本人及家庭所有成员的参合状况、身份信息、新农合报销补偿情况以及定点医疗机构信息和联系方式，使参合农民足不出户就能了解新农合政策知识。

2. 实现转诊与异地结报。患者只需要在微信中按照要求填写个人信息、参合地和转诊单号，就可以成功绑定转诊单。依托微信平台对大数据进行处理保证患者费用实时准确上传，患者住院期间可以通过微信支付新农合平台每天查看费用明细及报销金额。患者出院时可以通过微信支付结算，只需支付自费部分，就可以实现在线上新农合跨省（异地）就医联网实时结报。

3. 增加互动模式，方便咨询与投诉。通过微信支付新农合平台还实现了与新农合经办机构工作人员的实时互动，方便群众咨询相关问题或投诉建议，促进新农合服务水平再提高。

（二）优化服务流程　提高医保服务效率

新农合通过与互联网公司合作：

1. 解决了"报销烦"问题。平台与医院信息系统、银行系统和医保系统之间通过接口进行多次数据传输和对接，实现了第三方账户、银行账户、医保账户以及医院内部账户间的数据互联互通。原来需要跨越上千公里耗时1~3个月甚至更久的报销路，现在只需在微信操作1分钟即可完成报销，解决了患者就医"报销烦"的老大难问题。

2. 减轻了患者现金垫付压力。新农合患者异地就医时需要自行全额垫付医疗费用，回参合地报销还需要自掏路费，不仅加大了患者的现金垫付压力，也浪费了大量的人力、物力和财力。而通过微信"新农合"异地实时结报，患者只需支付自费部分，现金压力得到了很大缓解，一定程度上降低了参合患者"因病致贫、因病返贫"的可能性。

3. 解决了看病"三长一短"问题，缩减了排队时间。传统就医流程中，一般需要排队付费3次：挂号1次，检查1次，治疗1次，支付流程繁琐，患者需多次排队，时间都花在排队、候诊上。为解决困扰病人与医生的"三长一短"问题，与互联网公司合作利用"互联网+"技术，引入微信新农合支付平台，打通了移动医保支付流程。使患者通过第三方支付平台即可一键完成医保＋自费的"混合支付"，颠覆了传统的就医与缴费体验。

4. 优化以患者为中心的服务模式，提高患者就诊满意度。患者满意度是衡量医疗服务质量的重要指标。微信新农合支付平台将各种大数据串联起来，让医院更清晰地发现医疗体系和患者各自的切身需求，解决整个医疗体系中的痛点，从而不断优化以患者为中心的服务模式，提高患者就诊满意度。

第六节

采用多种创新手段　保障新农合平稳运行发展

作为世界上覆盖农村人口数量最大的基本医疗保险制度，新农合没有能够直接照搬照抄的经验可以"移花接木"，制度建设必须从我国国情出发，"见招拆招"，建成具有中国特色的农村基本医保体系。15 年来，通过实地考察、经验总结、上下互动，新农合重视专家指导，培养基层人才队伍，发挥中医药特色优势，以中医药联动新农合发展，并且建立了特有的财务会计制度，为新农合平稳运行发展提供了保障。

一、发挥专家力量　推动基层新农合工作开展

（一）重视专家效应　成立新农合技术指导组

2003 年，国务院将浙江、湖北、吉林和云南四个省份定为新农合的重点联系省份，开展试点工作。为更好地指导和总结四省试点工作，以点带面，推动全国新农合制度的建立，根据国办转发原卫生部等部门《关于进一步做好新型农村合作医疗试点工作的指导意见》（国办发〔2004〕3 号）的要求，原卫生部决定成立卫生部新型农村合作医疗技术指导组（以下简称技术指导组），技术指导组由卫生行政人员和相关院校、科研机构的专家共同组成，主要职责有四项：一是承担对全国新农合试点工作的技术指导，推动新农合各项重大政策、措施的落实；二是固定专人定期对四个重点联系省的新农合试点进行调研、指导和评估，及时发现问题，与地方共同总结经验，完善方案；三是及时向原卫生部报告新农合试点工作的情况及有关重大问题，提出政策建议，参与讨论有关政策措施的完善；四是参与全国

新农合的相关培训和有关研究工作。技术指导组的专家实行聘任制，每两年聘任一次，保证专家组的构成满足工作开展的要求。2005年起，原卫生部根据试点工作推动的实际需要，多次对重点联系省份和地区进行调整。2005年，增加了四川省作为新农合试点工作的重点联系省份；2009年，确定黑龙江、福建、山东、四川、贵州、宁夏六省为重点联系省份；2011年，又确定山西、内蒙古、黑龙江和广东四省为重点联系省份。在开展工作的过程中，不断对重点联系省份进行调整，发现不同经济发展水平、不同社会人口结构的地区产生的不同问题，协助其解决。专家们也在实地调研的基础上，对制度实施落地中的各个环节进行分析研讨，加强对新农合重点难点问题和前瞻性问题的理论研究，总结政策盲点和政策漏洞，完善新农合政策系统，为新农合制度的平稳健康发展保驾护航。

技术指导组成立至今，一直持续发挥着智库作用，在新农合工作试点初期加强了对各地落实工作任务的指导，近年来强化对相关问题的研究，在推动新农合支付方式改革、药品支付标准研究以及新农合跨省就医即时结报系统的设计与实现方面均发挥了重要的作用。吴仪副总理曾在全国新农合试点工作会议上肯定技术指导组专家在新农合工作中发挥的积极作用，并提出注重发挥专家作用是新农合工作的一大亮点。

（二）以中央带地方　带动基层新农合人才队伍成长

技术指导组制度的建立，不仅使新农合制度在试点之处有了发现问题、推动工作的抓手，更是通过这样一种方式，培养了一批具有过硬专业技术素养的地方新农合人才队伍。技术指导组专家对地方人才的带动作用主要体现在两个方面：

一是通过固定联系组的方式发挥技术指导作用。技术指导组制度规定，重点联系省份要各省推荐专家，与技术指导组的专家组成固定联系组，分别对每个重点联系地区进行跟踪、调研和指导。并且技术指导组专家会参与各重点联系省的年度工作计划和目标的制定，定期听取各地工作进展情况汇报，了解有关课题研究的进展和成果，讨论存在的问题及有关政策建议。同时还强调，技术指导组专家在调研工作中要注意加强与各省级卫生行政部门和省级专家的协作沟通，协助各省总结成功的经验，以及规范管理运行模式。通过与地方"结对子"的方式，实现了专家资源和成果的下沉，将专家的宝贵经验以及新的发现及时传达下去，保持上下持续的、稳定的、快速的沟通，为地方参与固定联系组工作的人员提供了很好的学习途径。

二是通过开展培训，提高地方新农合管理机构的经办能力。为了将技术指导组调研总结的各地试点特色做法及最前沿的科研成果及时推广到地方上，技术指导组的专家们积极参与到卫生行政部门在全国各地举办的新农合管理培训班中。这些培训班针对不同的人群，包括卫生行政部门工作人员、新农合管理机构经办人员以及新农合定点医疗机构工作人员等，培训的内容涵盖新农合的政策规范、组织管理、基金管理、信息管理等各相关问题的基础知识，在提高地方经办人员的思想认识和业务水平等方面都发挥了积极作用。

二、发挥中医药特色优势　提升患者选择中医药服务的可及性

（一）政策组合实现新农合与中医药服务优势互补

中医药在我国有着悠久的历史，在人民群众当中有着广泛的群众基础。作为我国卫生工作的重要组成部分，中医药因其"简、便、验、廉"的特点，深受广大农民欢迎。为了更好地发挥中医药在新农合中的作用，把充分发挥中医药作用作为进一步完善新农合工作的重要措施，促进新农合与中医药的优势互补、协同发展，2005年，原卫生部、原国家中医药管理局印发了《关于在新型农村合作医疗试点工作中充分发挥中医药作用的意见》（国中医药发〔2005〕54号），要求各级卫生、中医药行政管理部门要充分认识在新农合工作中发挥中医药作用的重要性，并结合本地区的实际情况制定在本地区新农合工作中充分发挥中医药作用的政策措施、途径和模式。各省以及各（地）市农村合作医疗领导协调小组及各县农村合作医疗管理委员会中应有中医药管理部门领导或中医药人员参加，加强行政保障。文件要求要将符合条件的县级中医医院列为新农合定点医疗服务机构，将适宜的中医药服务项目纳入补偿范围，将必需的中成药和中草药纳入《新型农村合作医疗基本用药目录》。同时指出，各地要研究制定新农合中医药服务的补偿政策，引导农民选择运用中医药诊疗疾病，特别是中医药在费用和疗效上具有明显优势的常见病、多发病和慢性病。有条件的地方可探索适当提高运用中医药诊疗疾病的补偿标准，充分发挥中医药诊疗成本相对低廉的优势；积极探索将乡村医生自采、自种、自用的中草药纳入新农合补偿范围。考虑到除了提高中医药服务的可及性，还要为参合农民提供安全、有效、质优的中医药服务，文件还指出要采取多种形式，有计划地对乡村医生的中医药知识和技能开展培训，不断提高农村中医药服务能力，保障农民得到安全合理的中医药服务。通过"新农合＋中医药"政策相组合的方式，实现二者的共同发展。

（二）各地多举措鼓励参合农民选择中医药服务

为贯彻落实相关文件精神，鼓励和支持在新农合制度充分利用中医药的作用和优势，引导和鼓励农民群众接受中医药服务，各地根据当地实际情况采取了多种措施鼓励和引导参合农民对中医药服务进行选择。

各地普遍将县级中医医疗机构纳入定点医疗机构范围，如吉林、海南等省将开设中医科、开展中医药服务项目作为综合医院和乡镇卫生院纳入新农合定点医疗机构的准入条件之一。浙江、甘肃等省部分试点县将符合条件的民营中医医疗机构和中医诊所也纳入定点医疗机构。

各地将适宜的中医药纳入新农合补偿范围，如青海省专门制订了《青海省农牧区新型

农村合作医疗中草药藏药基本用药目录》，包含中成药、中药饮片和藏成药。四川、云南、吉林、内蒙古、河南、湖北、湖南、青海等省（区）将符合条件的医疗机构中药制剂纳入省级新农合基本用药目录。四川、青海、湖南、重庆、山西等省（市）鼓励乡村中医药技术人员自采、自种、自用中草（藏）药，并将其纳入省级新农合基本用药目录，参照同种同属中药定价。北京、浙江、吉林、湖南等省（市）还制定了含有中医诊疗项目的省级新农合基本诊疗项目目录。浙江绍兴将各级定点医疗机构开展的贴敷疗法、中药化腐清创术等中医医疗服务纳入新农合基本诊疗项目目录。

还有很多地区采取降低参合农民选择中医药服务的起付线，提高参合农民选择中医药服务的补偿比例的方式鼓励参合农民选择中医药服务。如 2007 年，河南省卫生厅、河南省中医管理局印发了《关于在新型农村合作医疗工作中鼓励和引导中医药服务有关问题的通知》（豫中医〔2007〕13 号），规定参合农民在县级中医医院住院的，报销起付线在当地规定的县级医疗机构报销起付线基础上降低 100 元；参合农民住院费用报销起付线以上部分，中医药服务项目费用报销比例提高 10%。山东省要求提高使用中医诊疗技术、中成药、中药制剂、中药饮片的补偿比例幅度不低于 10%，提高使用针灸等非药物疗法和中医适宜技术的补偿比例幅度不低于 20%。四川省广元市旺苍县对参合农民大病产生的中医中药费用与西医西药分开核算，无论是在县中医医院还是在县人民医院、乡镇卫生院，中医中药均按 80% 的比例报销；而西医西药在县级医院按 40% 的比例报销，在乡镇卫生院按 55% 的比例报销。

此外，贵州省遵义县对部分慢性病运用中医药治疗的，医疗费用直接减免 80%。浙江省开化县将中医药门诊费用列入新农合特殊病种门诊补偿范围，年累计达 300 元起报，补偿比例同特殊病种门诊补偿比例。北京市房山区、大兴区在区中医医院就诊的参合农民免挂号诊察费，各种检查治疗费免 50%，住院床位费免 50%，住院救护车费免 50%。

在鼓励专业技术人员提供中医药服务方面，陕西省有 4 个试点县对从事中医药服务的乡村医生给予每人每月 60～120 元不等的补助。2010 年颁布的《内蒙古自治区蒙医药中医药条例》规定，内蒙古通辽市对从事蒙医药、中医药服务的乡村医生给予每人每年补助 1000 元，阿拉善盟对从事蒙医药、中医药服务的乡村医生每月补助 40～50 元。

各地通过多种措施，对中医药服务加大政策倾斜力度，提高参合农民选择中医药服务的可能性，通过利用中医药特色优势推进了新农合工作的发展，同时也促进了中医药的发展。

三、完善的基金财务制度保障了新农合基金使用安全

（一）制订基金财务会计制度适应新农合制度的发展

我国现行的针对社会保险基金财务的管理制度发布于 1999 年。根据《国务院关于建立

统一的企业职工基本养老保险制度的决定》（国发〔1997〕26号）、《失业保险条例》（国务院令第258号）、《国务院关于建立城镇职工基本医疗保险制度的决定》（国发〔1998〕44号）以及《社会保险费征缴暂行条例》（国务院令第259号）等有关规定，财政部会同劳动和社会保障部制定了《社会保险基金财务制度》（财社字〔1999〕60号）。同时，根据《中华人民共和国会计法》、国家有关社会保险基金管理的法律、法规和《社会保险基金财务制度》，财政部制定印发了《社会保险基金会计制度》（财会字〔1999〕20号），以规范和加强企业职工基本养老保险基金、失业保险基金、城镇职工基本医疗保险基金等各项社会保险基金的会计核算，保障保险对象的合法权益。

《社会保险基金财务制度》和《社会保险基金会计制度》是社会保险管理制度体系的重要基础性制度，是精确记录"民生账本"的原则和基本依据。但二者均发布于1999年，是基于我国当时的社会保险发展现状，对企业职工基本养老保险基金、失业保险基金、城镇职工基本医疗保险基金的财务管理和会计核算进行了规范。2003年，新型农村合作医疗制度开始实施，这一针对广大农民群众实施的农村社会保险制度改革，其保障的人群更广泛，资金筹集、账户类型及支付方式都有自身的特殊性，原有的《社会保险基金财务制度》和《社会保险基金会计制度》不能完全满足和适应新型农村合作医疗制度的运行和发展。

因此，2008年，为加强新型农村合作医疗基金的财务管理，根据《国务院办公厅转发卫生部等部门关于建立新型农村合作医疗制度意见的通知》（国办发〔2003〕3号）和《关于完善新型农村合作医疗统筹补偿方案的指导意见》（卫农卫发〔2007〕253号）等有关规定，财政部会同卫生部制定了《新型农村合作医疗基金财务制度》（财社〔2008〕8号）。同时，根据《中华人民共和国会计法》《新型农村合作医疗基金财务制度》以及有关法律、行政法规的规定，财政部配套制定了《新型农村合作医疗基金会计制度》（财会〔2008〕1号），以规范新型农村合作医疗基金的会计核算。

（二）创新基金管理手段　确保基金平稳运行

新农合基金财务管理一直以来都十分重视医保基金安全性的问题，最大限度防范"套保""骗保"的现象发生。新农合基金实行收支两条线管理，独立建账，专户储存，封闭运行，并且积极推进基金支付方式改革，控制不合理费用支出，使新农合基金发挥最大的效益。

（1）创建了各具特色的基金财务管理制度。例如江西省创新基金监管方法，一是建立"双印鉴"制度，省财政厅和卫生厅规定调拨新农合基金除了需要财政部门的印鉴之外，还需要加盖县级（市、区）卫生行政部门的财务专用章，银行根据"双印鉴"支付凭证办理转账手续；二是要求县级（市、区）新农合经办机构每月向省、市级合管办报送加盖银行公章的截至上月底的"新农合基金财政专户"银行对账单，对新农合基金的筹集、使用和结余实行动态监管。海南省在全省范围内做到了征收机构、财政专户、财会制度、代理银行、工作规程的"五统一"。

（2）建立了新农合基金运行预警机制，加强基金运行管理制度建设。例如安徽省定期召开新农合运行分析会，对重点指标异常地区的新农合负责人和医疗机构负责人约谈；河北省定期对各地基金支出和定点医疗机构主要指标进行风险评估，将基金安全预警等级由低到高分为黄色预警（一级）、橙色预警（二级）和红色预警（三级），进行分类监管。

（3）不断健全新农合基金的监管措施。2008年，湖北省长阳土家族自治县出台了《长阳土家族自治县新型农村合作医疗条例》，2009年11月1日正式由湖北省人大颁布实施，这是全国第一部新型农村合作医疗地方性法规。通过颁布地方性法规的方式，长阳县建立起稳定规范的新农合基金管理运行保障机制，确保参合农民享有应有的权益。湖北省完善信息化监管手段，与代理银行共同开发网上银行管理系统，利用信息化技术监控基金流向[1]；江西、吉林、海南等省相继建立了新农合基金审计制度，充分发挥审计部门的监督作用，加强对新农合基金使用的监管。各省（市、区）基本都建立了新农合基金使用和补偿的县、乡、村三级公示制度，让参合农民乃至社会舆论共同参与监督，健全举报投诉查处制度，保障农民群众的参与权、知情权和监督权。如青海省在新农合管理委员会和监督委员会的基础上，建立了新农合农牧民监督员制度，成立全省农村牧区新型合作医疗农牧民群众监督员小组，赋予监督员调查、检查、监督合管办和定点医疗机构的权利，向广大农牧民群众宣传新农合政策；监督县、乡合管办的管理能力和服务质量；监督定点医疗机构的服务态度和服务质量；及时了解广大农牧民群众的意见、建议和要求，定期报告。

1　赵吉雄. 新型农村合作医疗的长阳经验 [J]. 人民论坛，2013，（27）：64-65.

第三章

信息化手段:
让改革红利精准直达

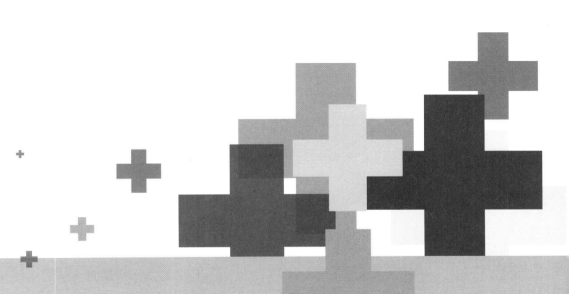

第一节

架起"信息化桥梁" 打通信息服务渠道

20世纪末，人类进入了高度的信息化时代，以因特网为主要特征的数字化正改变着世界，改变着人类的生活习惯、交流方式。产生于信息化背景下的新农合，自建立以来，便注重办公自动化、服务虚拟化，全国范围内建设了专门的管理信息系统，并实现了县级、省级、国家平台的网络全联通，犹如架起了纵横交织的立交桥，打通了全国新农合信息服务渠道。

一、信息化建设是新农合制度建设的重要内容

伴随着新农合制度的快速发展，参合、报销等经办业务催生了利用信息化技术提高科学管理水平的需求，各地纷纷开展信息系统建设，实现新农合基金管控、参合人员身份识别等服务。为加强全国新农合试点地区信息管理工作，规范全国各地新型农村合作医疗信息系统的设计与实现，促进信息资源的共享与利用，原卫生部于2005年印发《新型农村合作医疗信息系统基本规范（试行）》（以下简称"规范"），首次对我国新型农村合作医疗信息系统的建设提出了详细的实施标准。"规范"规定了新农合各级平台建设规范、应用系统功能规范、基本数据集规范、数据代码规范、统计指标规范和数据传输规范，对指导各地新农合信息化建设提供了重要参考。

2006年，原卫生部印发《关于新型农村合作医疗信息系统建设的指导意见》（以下简称"意见"），进一步推动了全国各地新农合信息化的发展。"意见"要求在各级新农合管理部门、经办机构、定点医疗机构以及其他相关部门间建立计算机网络联接，实现在线审核结算、实时监控和信息汇总，实现新农合业务管理的数字化、信息化、科学化，提高新农合的工作效率和服务水平。随后，为适应全国新型农村合作医疗信息系统建设，2008年，原卫生部对2005年的基本规范进行了修订，印发《新型农村合作医疗管理信息系统基本规范（2008修订版）》。这一系列文件的出台，标志着新农合信息化建设已由技术层面上升到制度层面，为各地新农合信息化建设提供了顶层制度框架。

为加强国家层面对新农合制度的总体指导，同时进一步做好新农合跨省就医的管理工

作，2011 年 3 月，原卫生部委托中国医学科学院医学信息研究所承建国家新农合信息平台（简称国家平台），并于 2013 年颁发了《国家新型农村合作医疗信息平台联通技术方案（试行）》，通过联通各省新农合信息平台、大型医院信息系统、区域卫生信息平台和国家级相关信息系统，实现新农合制度的综合监管、决策支持和跨省就医管理。

二、以服务为导向的三级新农合信息系统架构

（一）全国新农合信息系统建设总体概况

1. 三级信息系统的分布结构

新农合信息系统建设立足于全局规划的高度，以面向服务的集成思想为指导，建立以服务为导向的应用架构体系。全国新农合信息架构以国家、省、县三级架构为主，在省、县之间根据业务工作需要建立市级平台（虚拟平台）。

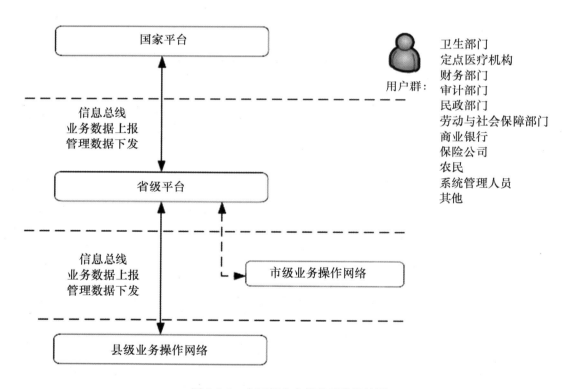

图 3-1-1　全国新农合信息系统结构图

如图 3-1-1 所示，在新农合信息管理过程中，位于不同层级的平台承担着不同的功能：国家平台通过信息总线从各省级平台汇集业务数据，形成国家级新农合数据集，部署国家

平台业务应用，同时通过信息总线向省级平台下发管理数据；省级平台通过信息总线从下属县级业务操作网络汇集业务数据，形成省级新农合数据集，部署省级平台业务应用，同时通过信息总线向县级业务操作网络下发管理数据；县级业务操作网络，实现基本的新农合县级业务操作，形成县级新农合数据集。

2．新农合业务系统建设成效

随着 2010 年新农合重大疾病保障制度以及 2012 年大病保险制度的建立与推广，新农合信息平台对医疗费用测算与监管的要求进一步提高。各省一方面加强了省内各级新农合信息平台和定点医疗机构的标准化建设，以实现病种的准确识别和精准保障；另一方面也建立了大病保险信息系统并与承担大病保险的商业保险公司信息系统进行关联，实现符合大病保险规定的就医费用二次补偿。甘肃、吉林等省份还利用省级新农合信息平台与民政部医疗救助信息系统的对接实现了新农合、大病保险、医疗救助的一站式补偿，进一步提高了参合农民的保障水平和报销便利性。

截至 2015 年底，全国范围内 95% 以上的区县已经建立起了新农合业务信息系统，业务网络至少覆盖到乡镇经办机构和乡镇级定点医疗机构，并随着业务的拓展和门诊统筹的实施，新农合管理信息系统逐步发展到了村级定点医疗机构，逐步形成以县级为主，多级业务网络并存的运行模式，市级通过省级平台建立辖区虚拟信息管理平台，已实行市级统筹的市以建立市级平台为主（非虚拟平台），县、区不再建立平台。

（二）新农合信息系统架构

1．市、县新农合信息平台架构

根据 "2008 基本规范" 的功能要求，新农合信息系统主要分为面向业务应用的业务系统和面向综合管理的管理系统。其中面向业务应用的业务系统主要以县级业务操作网络为主，负责新农合组织、管理与运行的基础信息收集和业务管理，主要包括面向业务管理的基本功能和面向决策支持的扩展功能；面向综合管理的管理系统负责完成基本业务信息的分析与交换以及综合门户建设等，主要包括数据处理与交换、统计报表、会计报表、业务监测、基金监管、转诊管理、分析评价、配置维护、门户网站建设和协同办公系统等功能。

县级业务操作服务网络存在两种部署模式：

（1）集中式部署：由省级平台对县级业务操作服务网络进行集中设计和部署，各县不再单独部署县级业务系统。

（2）分布式部署：各县独立设计部署各自的县级业务系统，省级平台可以对县级业务操作服务网络的建设进行统一规划和指导。

2．省级新农合信息平台架构

省级新农合信息平台建立以数据核心处理平台为核心层，网络、主机、存储、系统安全为保障层，业务应用为功能层，门户为交互服务层的基本架构，如图 3-1-2 所示。

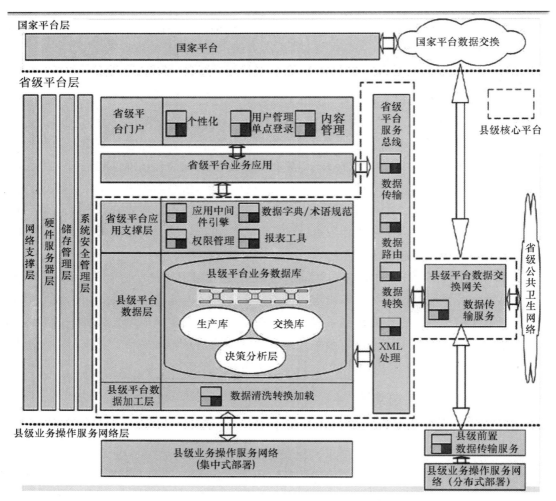

图 3-1-2 省级新农合信息平台架构图

省级新农合信息平台由以下七个关键部分组成：

（1）网络支撑层：提供覆盖全省新农合管理机构、定点机构等相关部门的内部网络和外部网络。

（2）硬件服务器层：构建支撑省级新农合业务开展所需的各类服务器硬件环境。

（3）存储管理层：构建支撑省级数据中心所需要的存储硬件及相关的管理软件环境。

（4）系统安全管理层：按照《信息安全等级保护管理办法》，建立信息安全保护的整体运维环境。

（5）省级核心平台层：以技术手段实现标准化、规范化。支撑新农合省级业务应用的开发和部署。

（6）省级门户层：这个层面是面向用户的整合，强调将来自多个信息源的信息能够以一种可定制的、个性化的界面展现给用户。

（7）省级平台业务应用层：基于省级核心平台提供的应用中间件引擎、核心数据库引擎以及其他核心组件，开发部署基于 Web 的新的各类省级平台核心应用。

3．国家新农合信息平台架构

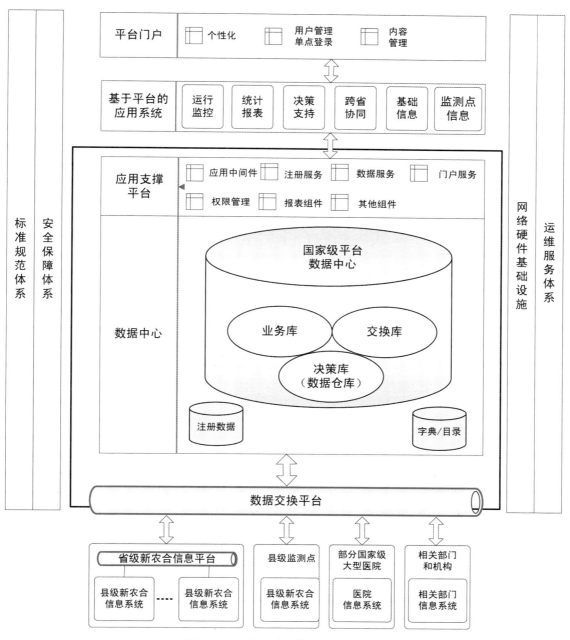

图 3-1-3　国家新农合信息平台架构图

国家新农合信息平台总体架构分为两个层次：平台层和平台用户层，如图 3-1-3 所示。

平台层包括数据交换平台、数据中心、应用支撑平台、基于平台的应用系统和平台门户等。

平台用户层是指应用国家平台开展新农合相关业务，或为国家平台提供新农合业务信息的部门、机构和信息系统。平台用户包括：国家卫生健康委员会、各省级新农合信息平台、部分国家级大型医院、县级监测点以及其他相关部门和机构等。

平台层和平台用户层之间通过数据交换平台进行信息交互，以此实现新农合业务信息的互联互通，数据交换平台提供的服务主要包括两个方面：一方面提供通信总线服务，如消息传输服务、消息路由等；另一方面提供应用软件通用的系统管理功能，如安全管理、应用审计等。

系统还包括：网络硬件基础设施、标准规范体系、安全保障体系和运行维护体系等。网络硬件基础设施是系统运行的硬件支撑环境，标准规范体系、安全保障体系和运行维护体系（三大体系）是系统安全、可靠、稳定、持久运行的软支撑环境。

三、国家平台——实现新农合平台全国联通的枢纽

（一）国家平台的建设背景

2011 年 3 月，原国家卫生计生委委托中国医学科学院医学信息研究所承建国家新农合信息平台。利用 3 ~ 5 年时间，建立起与新农合制度发展相适应、与其他国家卫生信息平台相衔接，与各省新农合信息平台、大型医院信息系统互联互通的国家新农合信息平台，实现全国新农合业务的运行监控，信息决策支持和参合农民跨区域就医管理。

2011 年 4 ~ 7 月，信息所广泛调研，了解需求。到安徽、湖南、湖北、江苏、内蒙古等地进行调研，了解用户需求，内容涉及新农合业务流程、数据存储与交换情况等，制定了国家新农合信息平台建设整体实施方案。

2011 年 11 月，基本功能建设取得初步进展。数据交换平台初步建成，500TB 的数据存储中心建成，数据处理环境搭建完毕，应用信息系统基本开发完毕，起草了标准规范，筹备试点工作。

2011 年 12 月，确定第一批试点省份（单位）。确定河南省、海南省及中国医学科学院肿瘤医院、北京大学人民医院、北京丰台长峰医院作为首批试点省份（单位）。

2012 年 9 月，第二批试点联通工作推进。经过第一批试点，联通省级新农合信息平台和医疗机构信息系统的数据传输通道基本建成。随后，继续推进第二批试点工作，新增北京、内蒙古、安徽等 7 个省份，以及北京协和医院、中国医学科学院阜外医院等 26 个医疗

机构，同时积极探索国家新农合信息平台的应用。

2015年2月，加强服务应用。原国家卫生计生委、财政部联合发布《关于做好新型农村合作医疗跨省就医费用检查和结报工作的指导意见》（国卫基层发〔2015〕46号），对依托国家新农合信息平台实现跨省就医费用核查和结报工作提出要求：扩大费用核查范围，试点结报工作，到2018年全面实现费用核查，2020年大部分具备条件的省份可开展跨省就医结报工作。

2015年6月，试点跨省就医结报。国家新农合信息平台面向不同用户提供多样化服务。为跨省就医患者提供即时结报服务，为经办机构提供跨省就医费用核查服务，为决策者提供数据挖掘服务。

2015年底，实现全国省级新农合信息平台的全面联通。凡是新农合由卫生计生部门主管的省份，具备与国家平台联通条件的省份均已实现联通；新农合由人力与社会保障部门主管的通过区域卫生信息平台和基本医疗保险信息系统与国家新农合信息平台联通，享受跨省就医费用核查服务。

国家新农合信息平台利用信息自动采集技术整合新农合相关信息，集中展示新农合新闻动态、政策法规、经办机构信息、定点医疗机构信息、补偿政策信息等资源，后台提供费用核查、跨省就医转诊、新农合业务监控和决策支持等功能。

2016年5月31日，《国家卫生计生委关于新农合跨省就医结算与监管信息系统项目可行性研究报告（代项目建议书）的批复》同意中国医学科学院医学信息研究所新农合跨省就医结算与监管信息系统项目立项。该项目的建设内容为构建新农合跨省就医数据交换网络、新农合跨省就医结算与监督信息系统以及制定和完善相关安全与标准规范体系等。

2017年5月，中央编办批复中国医学科学院医学信息研究所加挂"国家卫生计生委新型农村合作医疗异地就医结算管理中心"，发挥在全国异地就医结算工作中的管理、业务指导和结算服务等职能作用，配合各级卫生计生部门落实跨省就医结报工作。

（二）国家平台业务框架

1. 总体业务框架

新农合跨省就医结算与监管信息系统的核心业务由新农合基金筹集、新农合参合患者费用结算、新农合基金结算（新农合经办机构向提供跨省就医联网结报业务的定点医疗机构支付垫付资金）组成，其总体业务框架如图3-1-4所示：

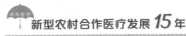

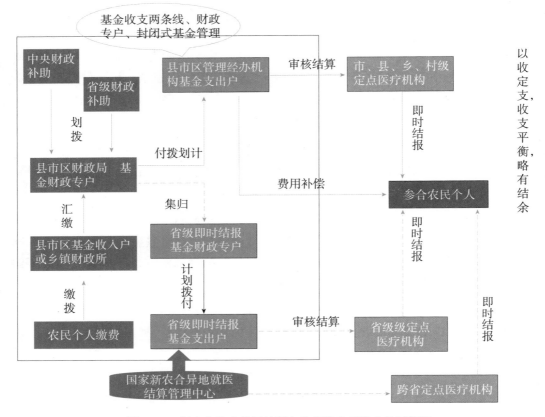

图 3-1-4　新农合跨省就医结算与监管信息系统业务框架图

新农合基金筹集：基金筹集业务由各省按照现有的筹集模式完成后，建立省级即时结报基金支出户，没有省级基金支出户的省份，在国家卫生计生委异地就医结算管理中心建立省级虚拟即时结报基金支出户。

新农合参合患者费用结算：跨省就医时，参合农民个人在跨省定点医疗机构直接享受直接结算服务，其出院结算时，只需要支付其个人支付部分的资金，其他资金由医疗机构垫付。

新农合基金结算：新农合经办机构按照结账周期向提供跨省就医联网结报业务的定点医疗机构支付垫付资金，跨省定点医疗机构的资金支付需要由省级联网结报基金支出户进行资金支付，对于没有省级基金户的省份，则由国家卫生计生委异地就医结算管理中心的虚拟账户先进行资金支付，后续再由国家卫生计生委异地就医结算管理中心与对应省份的新农合经办机构完成相应的基金支付。新农合跨省就医基金流转的主要方式为定点医疗机构与所属地区省级新农合结算中心进行结算，以省级结算中心之间进行清算为主，以通过国家卫生计生委异地就医结算管理中心结算为辅的模式执行。

2. 跨省就医转诊子管理

跨省就医转诊子管理主要解决因病需异地就医人群的转诊需求，加强跨区域就诊的审批管理，提供转诊申请、转诊回复、转诊确认等功能，方便参合农民跨省就医。

转诊管理为参合农民在全国范围内医疗机构就诊提供了便利条件，同时通过转诊管理控制患者的无序就诊，实现"基层首诊、双向转诊、急慢分治、上下联动"的分级诊疗模式。转诊登记时完成参合登记地与就诊所在地信息系统间患者基础信息和就诊信息的交换。

统一实现转诊业务管理，在全国范围内提供跨区域补偿结算业务，一方面满足在辖区外就诊的审批管理，以适应人员流动性大、异地就医行为要求，实现分级诊疗；一方面通过补偿政策与转诊管理的互补，加强基金的安全，杜绝骗保行为。

3．跨省费用核查子管理

由于医疗资源分配不均衡，受本地医疗水平限制，参合农民遭遇重大疾病不得不转诊至北京、上海等区域的大型医院就诊，跨省就医的参合农民人群不断增多；再者，地区经济发展不均衡，大量到外省务工的农民工多选择在务工地就诊，而跨省就医费用补偿则成为新农合制度面临的一个突出问题。

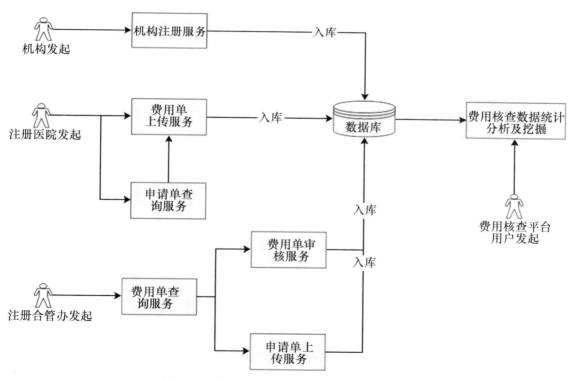

图 3-1-5　新农合跨省费用核查业务构成示意图

然而，跨省就医费用补偿存在诸多问题。跨省费用补偿存在"跑冒滴漏"现象，特别是较大金额，患者所在地合管办只能通过电话等方式与患者就诊医院进行确认，此种方式不仅无法实现有效核查，而且还增加了合管办与医院的工作压力和人力开支。

跨省费用核查子系统主要提供参合农民跨省就诊医疗费用的核查功能，系统对医院上传的就医费用单与新农合经办机构提交的费用核查申请单进行统一的管理、分析与监控。

4. 跨省费用结算子系统

跨省费用结算需要解决两类新农合患者的费用结算问题：一类是经过转诊申请的，到外省大型医院或者专科医院就诊的新农合住院患者；一类是在外地打工，需要在打工所在地的医疗机构就诊的新农合门诊或者住院患者，参合所在地的新农合经办机构在打工者集中的区域选择几家医疗机构作为外地打工者的定点医疗机构，为外地打工者提供就诊服务，同时解决他们的新农合费用跨省补偿问题。

传统的报销形式是由患者对医疗费用进行垫付，后期凭票据回当地医保部门进行报销，新农合跨省就医费用结算子系统可有效避免患者后期报销往返于两地之间的舟车劳累之苦，减轻患者的资金垫付压力。

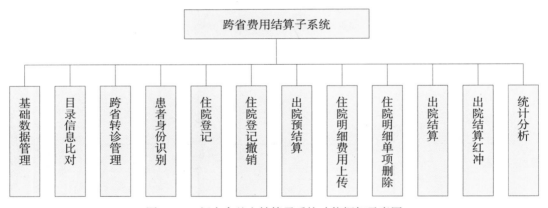

图 3-1-6　新农合基金结算子系统功能框架示意图

5. 新农合基金结算子系统

新农合基金结算子系统旨在解决跨省就医结算后新农合经办机构对定点医疗机构的资金拨付问题，在短期内实现垫付资金的迅速回流，保障新农合跨省联网结报业务的正常开展。

对账功能主要用于合管办工作人员核对患者就诊报销金额是否与合管办记录金额相一致，通过将自身登记的记录与医院上传至本机构的费用记录进行逐条核对并审核。

经办机构对费用对账审核过的医疗机构的补偿记录进行结算，计算出本期该账号的发生额，录入扣除金额得到本期应支付的金额。核对拨付资金金额准确无误后，生成费用执行单，审核后生成付款单，并调用支付相关业务系统接口，对医疗机构进行新农合基金资金的拨付操作，向支付系统发送相关指令，完成新农合基金账户的划拨操作。

6. 业务监管与决策支持子系统

建立业务监管与决策支持信息子系统。采集用于决策的各类数据，基于大数据实现对新农合数据分类管理，建立数据集市和数据仓库，通过专业工具实现数据分析和挖掘，为各级管理者提供各类数据的查询、多种形式的展示。

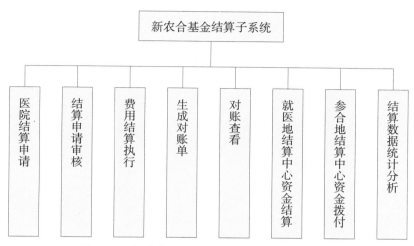

图 3-1-7　新农合基金结算子系统功能框架示意图

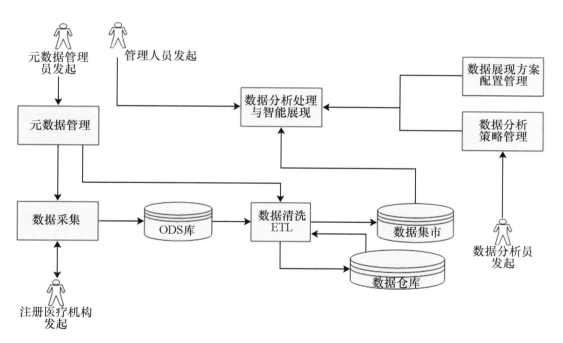

图 3-1-8　业务监管与决策支持系统业务构成示意图

7. 新农合信息服务子系统

以服务门户的形式面向社会公众提供新农合服务信息，提供医疗机构信息、新农合政

139

策、与医疗卫生知识信息引导服务，实现新农合重大政策和事件的权威发布等。图 3-1-9 即是国家新农合信息平台服务门户网站。通过访问此网站，参合患者可以查询新农合相关政策法规、异地就医定点医疗机构、参合地区农合办联系方式，还可以对政策、服务等进行在线咨询。

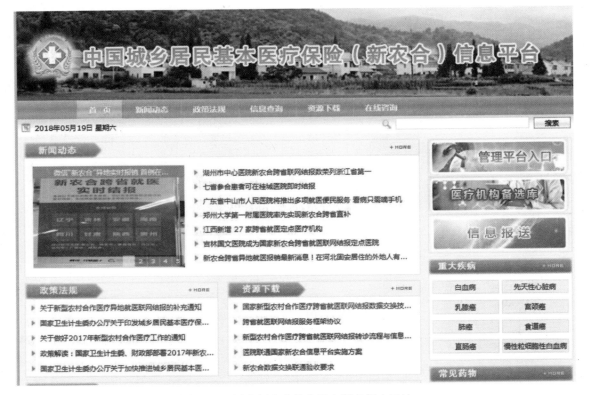

图 3-1-9　国家新农合信息平台服务门户网站

第二节

建成"信息联通路"　助力新农合创新服务

　　顺应时代的发展和参合农民的需求，15 年来，以优化制度、减轻农民负担、缩短报销时间为目标，新农合创新了多种信息化服务手段。包括：通过与医院系统、省级新农合管理平台、区县新农合管理平台、民政部门平台、第三方平台等多方关联对接，实现"一站式"直接结算、省内异地就医直接结算、通过"微信"实时支付和移动在线转诊，提供便捷服务。

一、依托多系统联通的窗口直接结算 加快报销进度

窗口直接结算，就是符合条件的参合农民出院时可以通过在就医医院窗口享受新农合基金直补，只结算自付部分资金，避免去农合办走一系列报销流程。早在2007年，统筹地区的参合农民便可以在县、乡两级实现即时结报。但参合农民在县域外就医报销手续较为繁琐，从出院到发放报销款需经由多级管理部门审核报销，其中任何一个环节工作的滞后都会导致报销期的延长。为加快报销进度，实现新农合"便民、利民、为民"的发展宗旨，减轻农民负担，2016年6月，原国家卫生计生委会同财政部联合制订《全国新型农村合作医疗异地就医联网结报实施方案》，提出2016年年底前，完善国家和省级新农合信息平台，基本建成新农合异地就医信息系统，实现省内异地就医联网结报。

案 例

吉林省省内新农合异地就医直接结算

2007年，吉林省研究制定《关于在省级定点医疗机构开展即时结算报销试点的实施方案》，并首先在吉林省人民医院展开试点工作，参合患者在医院窗口办理出院当天，即可享受即时结报服务，由省人民医院为患者先行垫付新农合补偿基金，然后医院再与参合患者所在县（市、区）新农合管理经办机构进行定期结算。经过一年多的探索，试点工作取得了良好成效，为全省开展即时结报服务积累诸多宝贵经验。2008年，吉林省连续下发《关于印发吉林省新型农村合作医疗省级定点医疗机构开展即时结算报销管理办法（试行）的通知》及《关于在省级新农合定点医疗机构开展即时结算报销实施方案的通知》，要求在省级定点医疗机构全面推行吉林省人民医院的做法：即参合患者在省级定点医疗机构住院"在哪住院、在哪报销"，"当天出院、当天报销"的即时结报模式。截止至2017年年底，吉林省完成省内新农合异地就医直接结算患者363929人次，直接结算率达82%。

在信息化手段方面，为了满足定点医疗机构联网结报报销业务的开展及数据共享交换工作，吉林省要求各省、市及部分县级定点医疗机构HIS系统通过布置前置机等方式与新农合省级信息平台直连，该系统运行在新农合内部网络当中，不与互联网联通，前置机通过VPN拨号形式链接到农合内部网络，前置机部署在

医疗机构内部网络当中，每个医疗机构独立使用一套前置系统。网络结构图如图 3-2-1 所示。整体的网络数据交换流程：①定点医疗机构通过 VPDN 虚拟办公网络形式链接到省平台；②定点医疗机构部署前置系统；③定点医疗机构 HIS 端通过调用 DLL 形式调用前置机应用，由前置机应用调用省平台进行数据交换；④ HIS 端 DLL 需要通过配置形式指定对应的前置机和指定端口；⑤前置机提供 WEB 访问程序，医疗机构管理人员可以通过 Web 访问形式访问前置机系统，查看数据和相应报表。

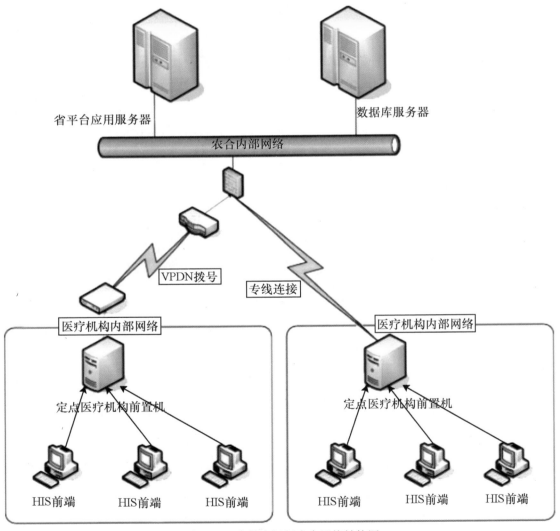

图 3-2-1 吉林省级新农合网络结构图

在此过程中，医院只需做到以下两点即完成了系统联通工作。一方面，根据吉林省省平台数据接口规范方案的要求，改造医院 HIS 系统，使 HIS 系统能够满足省平台采集参合患者各类就诊信息、计算补偿数据的要求。HIS 系统改造的主要做法：当参合患者入院时，医院工作人员会先行为患者，已"自费"的形式办理住院并录入至医院 HIS 系统；患者在出院窗口办理出院结算手续时，医院工作人员会通过调用动态库的"人员信息检查"函数检查参合人员基本信息，若参合则输入参合患者的其他信息，调用"就诊信息添加"函数把住院患者的其他信息上传到省农合平台。若非参合，则不允许上传信息；而后再通过调用动态库中的"项目信息添加"和"药品信息添加"函数把 HIS 系统中患者医疗费用信息上传，登记疾病信息；最后进行出院登记和信息结算，有信息结算标记则确认该患者享受新农合即时结报服务，若没有信息结算标记，则不能在农合系统中进行补偿。另一方面，医院也需要将药品字典目录、诊疗项目目录上传至省平台，并建立与省农合标准目录的对照关系。

二、引入微信支付　多方合作实现医患共赢

传统的新农合异地就医支付方式包括"窗口支付"和"窗口支付＋自助终端机支付"两种，支付流程繁琐，患者需多次排队。为方便患者就医，2017 年 2 月 23 日，城乡居民基本医疗保险（新型农村合作医疗）跨省就医联网结报签约仪式在京举行。会上，国家卫生计生委异地就医结算中心与腾讯公司签署了《城乡居民基本医疗保险（新农合）跨省就医联网结报合作框架协议》，由腾讯公司协助新农合跨省就医联网结报工作，利用微信实现新农合的一键式支付。微信"新农合"支付的整体逻辑如图 3-2-2 所示。

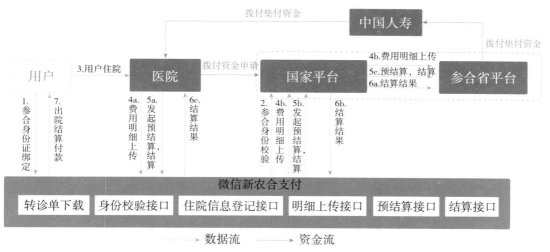

图 3-2-2　微信"新农合"支付的整体逻辑

数据流：①患者在微信中按照要求填写个人信息、参合地等信息，以此实现参合身份

证绑定；②微信通过身份校验接口，将患者信息发送至国家平台，国家平台对患者参合身份进行审核，审核通过后，将患者信息推送至指定的定点医疗机构；③患者拿着在微信中下载的转诊单就可以到医院窗口进行入院登记；④患者住院期间，医院工作人员会定期将患者费用明细上传至微信，微信收到明细后，通过明细上传接口，将明细上传给国家平台，国家平台再将其转给省级新农合平台；⑤在患者出院窗口结算时，医院工作人员通过微信"新农合"支付平台，为患者发起结算，微信通过结算接口，将结算申请发送给国家平台，国家平台再将结算申请发给省级新农合平台；⑥国家平台收到结算申请后，会自动生成结算结果，并将结果返回至微信和省级新农合平台，微信再将结算结果返回至医院；⑦此时患者就可以通过微信实现线上的出院结算付款。

资金流：在患者出院时，由医院先行为患者垫付新农合基金报销金额，再向国家新农合异地就医结算中心发起拨付资金申请，中心在对申请材料审核通过后，由中国人寿为医院直接拨付垫付资金。而后中心向参合省新农合经办机构发起申请，由参合省新农合经办机构向中国人寿拨付垫付资金。

三、跨省就医移动在线转诊申请　提供便捷转诊服务

国家新农合信息平台为患者提供了自助转诊申请功能，由患者或亲属录入自己的转诊申请信息，向参合地提交申请，参合地审核通过后办理转诊单。患者自主转诊的基本流程如图 3-2-3 所示。

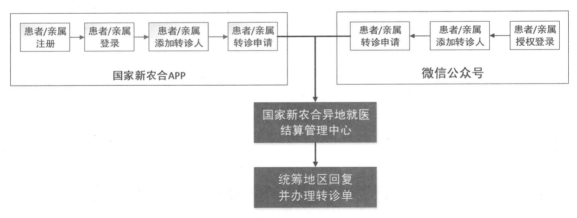

图 3-2-3　患者自主转诊的基本流程

患者自主转诊申请的方式有两种，一是通过国家新农合 APP 实现转诊，二是通过"新农合异地就医联网结报"微信公众号实现转诊。两种方式的具体流程如下。

方式一：国家新农合 APP 提供患者 / 亲属注册、登录入口，患者 / 亲属实名认证注册

后，添加患者基本信息（姓名、身份证号、出生日期、参合区县等），提交患者转诊申请，申请内容包括患者姓名、身份证号、出生日期、联系电话、参合区县、转诊原因、就医医院、疾病诊断、入院日期等。患者／亲属查看转诊申请审核、回复的状态，转诊申请回复后可查看回复的转诊单号等。国家新农合异地就医结算管理中心接收患者／亲属提交的转诊申请，进行初步审核，审核通过后，提交转诊申请给参合省统筹地区。参合省统筹地区回复转诊申请，为可转诊患者办理转诊单。

方式二：微信公众号提供患者／亲属转诊入口，患者／亲属利用微信授权登陆，添加转诊人，提交患者转诊申请，国家新农合异地就医结算管理中心接收患者／亲属提交的转诊申请，进行初步审核，审核通过后，提交转诊申请给参合省统筹地区。参合省统筹地区回复转诊申请，为可转诊患者办理转诊单。

第三节

装上智能"电子眼"　做好医保基金使用监控

针对医疗保险、医疗业务的自动监控又称为智能监控，是近年来经办机构在开展定点医院医疗服务监管中广泛采用的管理方式。在早期，一般称为审核监督，主要依托于结算系统，对定点医院结算费用中是否有自费项目进行核查，大多数情况下需要到医院抽查病历、处方与账单，手工操作效率低下，远远不能满足监管的实际需要。发展至今，则由"监督"逐步演变为"智能监控"，依托于相对独立的监控系统，监管范围及形式显著扩展，实现了监控管理从量到质的飞跃。

一、新农合智能审核系统发展背景

当前全世界范围内医疗费用和医疗保险成本持续增高，据2016年《中国社会保险发展年度报告》显示，我国医保费用支出年均增长率15.6%；欧美等部分发达国家在2000年后的十年内增长了131%。在医保费用的支出中，医疗服务滥用、支付方式的编码升级、重复报销、伪造票据报销、冒名报销等问题导致总费用3%～10%的浪费；我国审计署2017年第1号审计结果公告（医疗保险基金审计结果）表明定点医疗机构和个人骗取套取医保基金、医疗和经办机构违规加价或收费是医保基金跑、冒、滴、漏的主要途径。

美国《健康保险责任与携带法案》（Health Insurance Portability and Accountability Act,HIPAA）将健康保险骗保定义为有意或者蓄意地实行欺诈方案，通过虚假或者欺骗行为陈述或承诺来获取由健康保险计划所保管或控制的资金、其他财产或相关福利项目与服务等；《中华人民共和国社会保险法》将骗保定义为以欺诈、伪造证明材料或者其他手段骗取养老保险、医疗、工伤、失业及生育等社会保险金或其他社会保障待遇的行为。

智能审核是利用信息技术发现骗保行为的过程，智能审核经患者参保身份核实、医疗服务行为合规性审查、医保政策的符合性审查、费用支付流程检查等技术手段发现骗保等异常行为。

智能审核的研究和实施具有重要意义：

（1）智能审核在管理和技术层面为支付方式改革运行提供支撑，可提高医保基金支出的规范性，有效控制医疗费用的不合理性增长。

2017年国务院颁布《关于进一步深化基本医疗保险支付方式改革的指导意见》等系列医改政策，希望通过支付方式的改革降低医疗费用增速，提高医保基金的利用率，加强医保基金预算管理，全面推行以病种付费为主的多元复合的医保支付模式，选择部分地区开展按疾病诊断相关分组（DRGs-PPS）试点。DRGs-PPS等付费制度以"一次住院"为计费单元，以标准化的疾病诊断和资源消耗为计费依据，强化了医疗服务提供者控制单次住院的服务成本意识，但可能刺激医疗服务提供者的编码升级和分解住院等行为；通过应用数据挖掘技术实施医保结算的智能监控，可有效识别医疗服务滥用、医保欺诈等行为。

（2）智能审核能为跨省医保就医结算管理和服务等治理能力的提升提供技术创新手段，保障跨省就医制度的稳定运行。

异地就医联网结报克服了跨统筹地区/跨省医保目录不统一、结算政策不统一等瓶颈问题。2016～2017两年来初步实现异地就医结算的目标，但需要动态监视患者流向的改变、基金支出负担趋势等。智能审核从技术层面整合跨地区、跨医院数据，自动关联不同地区、医院和患者报销政策、医保目录、就医报销数据，审核目录内外用药、诊疗服务合理性、医保政策和协议的符合性等，开展全过程、全费用、全时段、全视角管理，就医地能够动态审核医疗服务质量，控制不合理费用支出，参保地能够及时调控报销政策，确保基金的合理性支出，从根本上避免了手工模式线下管理的漏洞。同时，互联网＋服务模式和大数据技术的应用为医保经办管理和跨省就医结算工作提供新的治理手段。

二、新农合智能审核系统建设现状

（一）总体建设情况

目前各地都非常重视医疗服务监管工作。经调研，目前国内建设新农合智能审核信息系统的地区包括海南、内蒙古、河南、贵州、甘肃、广东等地，吉林、辽宁、宁夏建立了全省（自治区）的监控体系。杭州建立了就医、监控、稽核一体化管理的监控系统。无锡建立了具备全方位监控及预警分析三大功能系统的监控系统。各地通过对医疗服务的监控管理，不同程度的规范了定点医院和定点药店提供服务的行为，直接查处违规案件，避免了大量医保基金的浪费。

（二）系统建设特点

国家新农合信息平台通过软件工程方法，基于 SOA（面向服务的架构）设计理念，在国家新农合信息平台基础上开发知识库和规则库，形成国家新农合智能审核系统，对各定点医疗机构上传的报销数据按照审核规则进行审核，最大程度降低各级政府的医保支付风险，避免随机抽样的遗漏，杜绝笼统筛查的模糊，减轻人工操作的重负。

新农合智能审核信息系统的核心是一系列的审核规则，这些规则包含政策文件规则、临床医学规则和数据分析模型规则等三大类型，能够有效正确筛选疑似病历，并提供友好的界面对病历、审核结果进行查阅，以及对审核结果进行综合数据分析与统计。

系统主要包括系统管理、数据比对、规则设计和审核中心四大功能模块。如图 3-3-1 所示为新农合智能审核信息系统界面，能够通过使用一系列的审核规则排查异常结报数据，方便国家统一管理基金流向，助力保障新农合基金安全。该审核信息系统的功能主要包括：

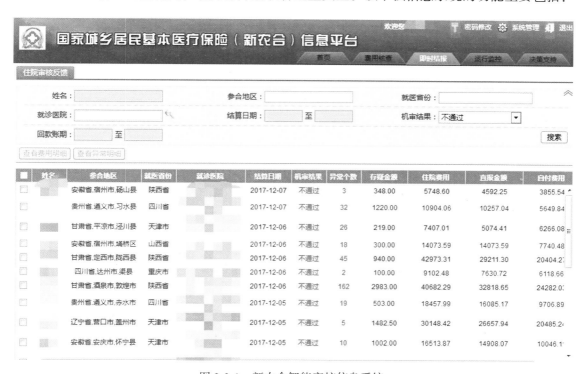

图 3-3-1　新农合智能审核信息系统

系统管理，包括权限管理、系统设置、运行监控、用户信息维护、样本库维护、字典维护、规则图编译、特病维护、地区配置和机构配置。

数据比对，包括基础数据管理、医院数据比对、药品说明书、目录维护和比对、地方数据目录、目录数据校正、分组维护和地区维护。

规则设计，包括规则设计指南、规则设计功能描述、规则管理功能描述、审核类型和验证分析。

审核中心，包括审核配置、审核查看和审核结果分析。

三、新农合智能监控系统建设经验

（一）对审核规则智能分类

新农合智能监控系统设置了与智能审校规则相对应的智能审核结果分类。智能审核规则总体包含三大类：一是政策文件规则，主要是支付范围、支付标准等；二是临床医学规则，包括药品、诊疗项目、医用材料等临床使用常规；三是数据分析模型规则，依据积累的历史数据建立识别模型。部分规则介绍如下：

序号	规则类别	类型	规则依据	规则分类	规则内容
1	转化糖使用审查	住院	文件	医保目录	7～75岁患者，未进行手术治疗、诊断不为糖尿病、酒精中毒、药物中毒、烧伤及术后感染的患者（自费除外）①使用转化糖，警示；②使用转化糖电解质，警示
2	专项变应原筛查	住院		服务审查	过敏原检查为科研项目、自费体检筛查类，不属于住院补偿范围，住院患者使用且报销的给予提示
3	住院诊查费数量审查	住院	临床经验	服务审查	住院诊查费收取数量大于住院天数
4	住院无床位费审查	住院	临床经验	服务审查	住院期间无床位费
5	住院天数审查	住院	临床经验	总体审查	患者住院天数过短和过长的非常规情况①患者住院天数小于等于1天；②患者住院天数大于等于365天
6	诊疗项目中材料类支付比例审查	门诊、住院	文件	其他支付目录	使用了医保政策规定的自费材料类，并进行了报销比例
7	诊疗收费数量审查	门诊、住院	文件	物价收费文件	诊疗项目收费应按物价文件中的收费单位进行收取，病例中明细数量应与标准收费单位匹配并符合常识

（二）提升智能审核绩效关注点

1. 业务环节标准化和技术系统标准化

（1）业务环节标准化。将智能监控系统模块化、标准化，各地信息化基础和发展水平以及管理水平不一样，从手工抽查到全面智能监控差距较大，在业务上定义事后抽查、事中提醒控制、事前预警等环节，将信息系统对应不同的模块，有利于不同地区根据实际情况，对智能监控功能逐步完善，从粗查到精准定位，建立复合式监控规则。将结算系统功能拓展为医疗服务智能监控系统，最终对医疗服务的行为监管转化为引导医疗机构自我约束、自我管理的质量持续提高的长效机制。业务环节标准化后，可以形成成功案例，根据地区特点复制成功案例，避免投资风险等。信息系统从以防范为主的实时提醒系统（事前和事中提醒）逐步向数据挖掘为主的层进式分析系统、风险控制为主的综合评价系统、事后审核的智能审核系统和诚信记录的诚信管理系统发展。

（2）审核规则和知识库标准化。针对新农合智能审核信息系统基础指标、系统构件、审核规则的表述方式以及知识库内容等开发国家（行业）标准，作为各地开展医疗服务、医保监控工作的基础，以解决新农合、医保等跨系统、跨地区审核模式不统一等问题，节省信息系统建设和维护投资，规范新农合管理和审核的流程，提升管理效率。

（3）数据采集标准化。实现数据生成与采集的标准化，统一医保目录、医疗机构等，建立医务人员等基础数据库，采取标准化编码，使得不同地区、不同系统之间能够互联互通，机器可以相互理解语义，从而使得审核的规则和知识库组件具有通用性，避免各系统单兵突进，其他系统需要重复编码、建立新的知识库等现象。

2. 从费用监控到行为监控

从对医保费用的监控逐步延伸至对医疗服务行为、患者就医行为等进行监控。实现对门诊、住院、购药等各类医疗服务行为的全面、及时、高效监控。通过大数据的海量实时处理分析，连接个人健康档案、医保智能终端服务、个人就医辅助、异地就医、就诊指导、谈判机制、基金监管服务，延伸智能审核功能，重构监管模式。新农合智能监控系统与新农合结算系统联通，实时监控医生处方，既能查出单张处方的合规性，又能监控患者的连续就诊记录，发现不合理行为记录医生和患者的信用记录，形成医疗、医保、患者、服务的闭环体系。

3. 为支付方式改革提供技术手段

延伸新农合智能审核功能，丰富知识库内容，根据患者症状智能引导患者就医，落实分级诊疗制度，发挥新农合政策及支付方式的经济杠杆，配合基层医生的就医就诊指引服务，推动形成基层首诊、分级诊疗、双向转诊的就医秩序，从而引导参保人进行有序地就医就诊。通过智能审核积累的有效记录，结合医保基金预算管理，测算按人头、按病种、按床日付费等多种复合式支付方式对医保基金筹集、支付以及分配的影响，从而开发制定适合地区的支付方式，探索按疾病诊断相关分组（DRGs）付费方式；通过药品数据利用分析等，探索药品福利计划（PBS），促进医疗、医药和医保的联动。

第四节

突破"技术壁垒墙" 实现跨省就医直接结算

以已有的异地就医联网结报经验为参考，2016年，新农合依托顶层设计结合分级诊疗制度建立异地就医联网结报政策框架，解决了国家平台、省平台、医疗机构系统建设中遇到的异构系统对接困难、系统安全性要求高等技术性难题，突破了一道道"技术壁垒墙"，实现了覆盖31个省份医疗机构的新农合跨省就医联网结报。

一、建立信息化政策框架 让异地就医有规可依

国家层面，2016年，原国家卫生计生委建立了异地就医联网结报政策框架，针对转诊管理、医疗服务、数据交换、监督考核出台了一系列政策规范，并在2017年9月，成功将新农合跨省异地就医服务覆盖了全部参合省份。

分析信息化政策框架下的文件主题（表3-4-1），可以看出，异地就医直接结算服务并不是一蹴而就实现的，其实现依托于多年基层新农合信息化建设的稳扎稳打，才使得国家平台一经建立，便能够将全国新农合网联系起来。

表 3-4-1 新农合异地就医相关文件主题分析

发布时间	文件主题	主要内容
2011 年 3 月	卫生部办公厅关于委托承办新农合国家级信息平台建设的函	为加快国家卫生信息化建设，整合利用卫生系统及科研院所信息化建设资源，满足新农合等医改重点工作的迫切需要，将新农合国家级信息平台建设工作委托中国医学科学院医学信息研究所承办
2011 年 12 月	卫生部办公厅关于开展国家新型农村合作医疗信息平台建设试点工作的通知（卫办综函〔2011〕1150 号）	决定开展省级新农合平台与国家新农合平台联通试点工作

续　表

发布时间	文件主题	主要内容
2012 年 9 月	卫生部办公厅关于推进国家新型农村合作医疗信息平台建设工作的通知（卫办农卫函〔2012〕842 号）	加快国家新农合平台建设进度，发挥国家新农合平台在新农合业务运行监控和跨省就医管理中的重要作用，进一步扩大联通范围
2013 年 6 月	关于印发国家新型农村合作医疗信息平台联通技术方案（试行）的通知（卫办农卫函〔2013〕456 号）	指导国家新农合信息平台与省级新农合信息平台以及医院信息系统的联通，实现新农合基础数据、业务数据、跨省就医数据的交换共享以及国家新农合信息平台与省级新农合信息平台的系统交互，制定《国家新型农村合作医疗信息平台联通技术方案》
2015 年 1 月	关于做好新型农村合作医疗跨省就医费用核查和结报工作的指导意见（国卫基层发〔2015〕46 号）	优化参合农民跨省就医费用结报流程，提升新农合管理服务水平，维护群众健康权益，提出做好新农合跨省就医费用核查和结报工作指导意见
2015 年 1 月	国家卫生计生委办公厅关于印发大型医院巡查工作方案（2015—2017 年度）的通知（国卫办医函〔2015〕75 号）	积极与卫生信息平台及省级新农合信息平台联通，积极配合开展新农合即时结报和异地就医费用核查，主动定期报送新农合就医信息
2015 年 5 月	国家卫生计生委基层卫生司关于将内蒙古自治区和北京大学人民医院纳入跨省就医结报试点范围的通知（国卫基层合医便函〔2015〕33 号）	内蒙古自治区呼和浩特市和北京大学人民医院开展跨省就医结报试点工作
2015 年 10 月	国家卫生计生委办公厅关于全面推进国家新型农村合作医疗信息平台建设工作的通知（国卫办基层函〔2015〕870 号）	全面推进国家新农合信息平台与省级新农合信息平台和医院信息系统联通工作
2016 年 5 月	关于印发全国新型农村合作医疗异地就医联网结报实施方案的通知（国卫基层发〔2016〕23 号）	异地就医联网结报制度框架
2016 年 7 月	国家卫生计生委办公厅关于遴选并报送新农合跨省就医结报联网医疗机构和试点统筹地区信息的通知（国卫办基层函〔2016〕846 号）	推进联网结报实施进度，以省（区、市）为单位遴选报送新农合跨省就医联网结报医疗机构和试点统筹地区信息，明确医疗机构和试点地区遴选要求
2016 年 8 月	国家卫生计生委办公厅关于印发新型农村合作医疗跨省就医联网结报转诊流程与信息交换操作规范（试行）的通知（国卫办基层函〔2016〕900 号）	规范异地就医转诊管理
2016 年 9 月	国家卫生计生委办公厅关于新农合跨省联网医疗机构遴选情况的通报（国卫办基层函〔2016〕1064 号）	对跨省联网医疗机构信息进行通报

续　表

发布时间	文件主题	主要内容
2016 年 11 月	国家卫生计生委办公厅关于开展全国新农合基金监管专项督查工作的通知（国卫办基层函〔2016〕1287 号）	开展全国新农合基金监管专项督查工作
2016 年 12 月	国家卫生计生委办公厅关于协调医疗机构做好异地就医费用核查工作的通知（国卫办基层发〔2016〕55 号）	建立联络员制度；加快推进信息化和异地直接结报；完善转诊和备案制度，加大审核力度；加强考核和惩处制度；加强警示和普法教育
2017 年 1 月	国家卫生计生委基层卫生司关于请协调医疗机构做好异地就医费用核查的通知（国卫基层合医便函〔2017〕3 号）	对抽取异地就医患者身份、诊疗和收费行为真实性进行核实
2017 年 3 月	国家卫生计生委办公厅关于印发城乡居民基本医疗保险（新型农村合作医疗）跨省就医联网结报数据交换技术方案（试行）的通知（国卫办基层函〔2017〕281 号）	指导省级新农合信息平台、各医疗机构信息系统与国家级新农合信息平台互联互通，共享交换新农合跨省就医结报数据，制定《城乡居民基本医疗保险（新型农村合作医疗）跨省就医联网结报数据交换技术方案（试行）》
2017 年 4 月	国家卫生计生委办公厅关于加快推进城乡居民基本医疗保险（新型农村合作医疗）跨省就医联网结报工作的通知（国卫办基层函〔2017〕355 号）	落实主体责任，加强组织实施；落实协议内容，加快工作进度；开展考核通报
2017 年 4 月	国家卫生计生委办公厅关于印发城乡居民基本医疗保险（新型农村合作医疗）跨省就医联网结报定点医疗机构操作规范（试行）的通知（国卫办基层发〔2017〕17 号）	入院医疗服务管理；住院医疗服务管理；出院医疗服务管理；信息系统支持；垫付资金申请；联网结报协议管理；组织管理与监督考核
2017 年 5 月	国家卫生计生委　财政部关于新型农村合作医疗异地就医联网结报的补充通知（国卫基层发〔2017〕26 号）	资金纳入财政专户管理；做好异地就医结算资金归集；规范异地就医结算资金支付流程；规范异地就医结算财务管理
2017 年 6 月	人力资源社会保障部办公厅　国家卫生计生委办公厅　公安部办公厅关于报送城乡（镇）居民医保和合参保人员在京就医重点信息的通知（人社厅函〔2017〕140 号）	公安部、人力资源和社会保障部、国家卫生计生委联合组织开展打击骗取城乡（镇）居民医保和新农合基金行动
2017 年 6 月	国家卫生计生委办公厅关于做好新农合异地就医联网结报国务院大督查迎检工作的通知（国卫发明电〔2017〕31 号）	明确目标任务，严格对照自查；卫生计生部门管理新农合省份自查工作要点；新农合由其它部门管理省份自查工作要点；定点医疗机构自查工作要点；
2017 年 7 月	国家卫生计生委基层卫生司关于扩大新农合跨省就医联网结报定点医疗机构范围的通知（国卫基层合医便函〔2017〕77 号）	进一步扩大新农合跨省就医联网结报定点医疗机构范围

发布时间	文件主题	主要内容
2017 年 10 月	国家卫生计生委办公厅关于进一步做好新农合异地就医结算工作的通知（国卫办基层函〔2017〕1066 号）	扩大定点医疗机构范围；提升新农合信息平台性能和功能，推进信息共享；加强政策宣传解读；调整完善待遇政策，提升管理服务水平；落实管理责任，提高服务水平

二、推进异构系统间的接口改造　实现系统对接

实现新农合跨省就医即时结报，需要面对省平台建设不规范、部分基层医疗机构系统建设水平缺失，系统建设涉及的角色多、厂商多、链路多，系统安全性要求高的问题。

医院管理系统和医疗保险结算系统在大部分医院已经启用，但是，许多医院没有接口，有的有接口也不能同步运行。重复录入给医院造成巨大的经济损失，同时，也影响了服务质量。1 所 500 张病床的中型医院，医保住院患者大约 200 人（动态），这就要求配备相当的人员和设备去为之服务。我们初步统计，一所这样的医院，仅重复录入一项造成年损失在 10 万元以上。那么，一个市、一个省乃至全国，接近 2 万个大中型医疗机构，这个损失是一个天文数字。

由于接口问题未能很好地解决，导致工作效率低，服务受到影响，患者挂号，就诊、入院、结算时间过长，导致医患之间的矛盾更加突出。

没有接口，计算机及其网络优势没有得到充分发挥，使管理不够科学，达不到资源共享，造成了资源的浪费。造成没有接口的原因，概括来说有以下几点：①根据实地调查来看，医保结算系统的开发商为了垄断技术，不提供接口。如果一个地区的医保结算系统是某个软件公司开发的，这就意味着这个软件公司垄断了这个地区的医院管理系统，如果某 1 所医院不要接口，选择其他软件公司，这所医院 1 年要损失几万元甚至更多。如果某所医院原来有医院管理系统，需要接口，就要换掉原有的医院管理系统，损失更大。②医保部门不提供接口，他们怕医院管理系统影响医保数据的安全性和准确性。由于上述原因，使一些好的医院管理软件在不正常竞争中被淘汰，使医院管理系统的发展受到影响。

为了解决医院管理系统和医保结算系统接口的同步运行和资源共享问题，节省人、财、物资源，就要使医保结算系统和医院管理系统标准化。我国目前还没有相关的法律来约束各个部门。医保结算系统、医院管理系统、电子商务标准化也要靠立法来实现。

信息化水平是影响异地就医实现的重要因素。根据新农合工作的特点，提高信息化水平的策略包括提升新农合信息系统与医疗机构 HIS 系统的联通能力、经办人员的信息素养

以及医疗机构医保办人员的业务水平等[1]。为此，原国家卫生计生委在上述出台的一系列相关政策文件中也对异地就医行为和相关服务进行了规范。

三、开展多样化通讯转诊手段　方便农民及时报销

为了方便参合农民能够及时进行转诊，国家和地方卫生计生部门分别对跨省就医和省内异地就医的转诊流程进行了规范。在给患者进行转诊过程中，为了最大程度上方便患者，新农合信息系统允许患者通过网上办理转诊，并允许急诊入院情况下五个工作日内提供相关证明补办转诊手续。

（一）经由国家平台协助转诊

参合患者在符合分级诊疗政策的前提下，持合作医疗证（农合本或者居民健康卡）、身份证（或户口本和监护人身份证）、省内医院转诊证明，在参合地经办机构办理转诊，由参合地经办机构通过同级新农合业务信息系统、省级新农合信息平台或国家新农合信息平台填写转诊内容并通过国家新农合信息平台将患者转诊信息转发至新农合跨省结报定点医疗机构。参合地经办机构业务系统生成《新农合跨省就医联网结报转诊单》打印并交由患者，同时国家新农合信息平台为患者发送转诊短信通知，患者可持纸质转诊单或转诊短信通知享受跨省就医结算服务。

（二）通过电话备案进行转诊

针对长期异地务工或居住的参合农民，在异地定点医院入院 5 个工作日内，需主动联系参合省经办机构进行电话备案，声明参合身份、就医事由，并提供相关证明材料。例如，辽宁省的区县农合办要求长期在外居住的农民提供居住证原件或复印件，进行备案，以在新农合管理系统确认其跨省就医资格，完成转诊。各省经办机构电话查询网址为：https://www.xnh.org.cn/，或关注"新农合跨省就医联网结报"微信公众号查询。

（三）患者可使用手机自助转诊

针对已经住院但是尚未及时办理新农合跨省就医联网结报转诊备案相关手续的参合农民，国家新农合信息平台提供微信自助转诊申请和手机 APP 自助转诊功能，能够帮助患者便捷地通过手机提交转诊申请备案信息。具体来说，微信和手机 APP 中设置相应地转诊栏目，参合患者需要提供基本身份信息、就医情况、上传相关诊断证明和入院记录等凭证，然后提交转诊申请，等待参合地经办机构进行审核。

1　赵斌. 异地就医管理服务机制研究 [M]. 社会科学文献出版社.

筑牢"管理篱笆网" 保障系统信息安全

新农合系统的开发、联通与运行的过程，涉及资金管理、患者管理、经办管理等多方利益。保障基础网络和信息系统的安全，有利于维护新农合资金安全，最终保障参合人员的就医权利。为此，新农合信息系统从多层次多方面建立信息系统的安全架构，设计了全面的安全体系并通过了国家安全生产监督管理总局通信信息中心的信息系统安全等级三级保护测评。本节以国家新农合平台信息安全体系建设为例，简述国家新农合平台信息安全管理策略。

一、重视信息平台数据保密管理

（一）多方签订数据保密管理协议

承建国家新农合平台的中国医学科学院医学信息研究所（简称信息所）与系统开发商、网络环境提供商、数据库服务商、设备服务商分别签署了系统建设安全保护协议。协议中，要求各方加强安全保密意识，严格遵守国家保密法律法规和相关规定，确保信息系统和数据安全。

协议对监管系统中的保密信息进行分类并定义；规定各方需保证其从事管理、技术、财务、顾问等工作的相关人员对所有保密信息保守秘密，违反需承担相应责任；规定各方在系统建设等方面的责任与义务；规定各方需采取集中统一的病毒监控体系、多种鉴别方式组合实现的强身份鉴别、细粒度的自主访问控制、满足等保三级要求的操作系统和数据库、较高强度密码支持的存储和传输数据的加密保护、客体重用等安全机制，实现对局域计算环境内的信息安全保护和系统安全运行的支持；详细规定访问边界、系统分区；规定建立完整的信息系统安全管理体系；规范网络环境维护人员行为；制定相关应急预案；对追责办法进行说明等。

（二）制定《信息资产安全管理办法》

为加强新农合监管系统信息安全保障能力，建立健全的数据安全管理体系，提高整体的网络与信息安全水平，保证网络通信畅通和业务系统的正常运行，提高服务质量，在三级等保安全体系框架下，信息所制定了《信息资产安全管理办法》（以下简称"管理办法"），通过对信息资产的管理，及时规避隐患和风险。

管理办法主要从信息资产识别、信息资产管理和信息资产保护三方面做出规定。

首先，信息资产识别。管理办法对监管系统的信息资产进行分类和定义，并对信息资产的安全性进行赋值，每项资产的机密性价值、完整性价值和可用性价值分为一至三级。

其次，信息资产管理。管理办法对信息资产的维护进行说明，规定当信息资产内部属性、管理权限发生变更时的资产管理方法，并规定维护需按规定要求对本系统信息资产进行调查，并建立信息资产清单和记录信息资产状况的档案；同时，管理办法对信息资产的检查进行了说明。

再次，信息资产保护。管理办法对信息资产保护管理进行说明，规定信息资产设备安全防护的管理人员及其职责；信息安全组的职责等。管理办法对信息资产保护内容进行说明，规定信息资产要及时安装安全补丁，定期进行安全评估和安全加固，信息及时反馈，以部署不同程度的安保措施。

（三）规定了数据权限和数据监控审计办法

数据使用权限分为基于角色的权限控制和基于目的的权限控制。

访问权限控制决定了一个主体是否有权对某一客体执行某种操作，传统的权限控制是通过将访问权限直接和主体对应起来的方式实现的。随着网络的普及，用户可访问的信息资源的结构日趋复杂，规模日益增大，使用这种传统的访问权限控制机制，使对信息的存取权限管理变得十分复杂和繁重，难以满足现实的要求，因此产生基于角色的访问控制机制（RBAC）。

基于目的的权限控制有两类访问控制策略：通用策略和个人策略。①通用策略。系统预先设置后，由新农合各级机构根据自身的组织结构和职责分配特点来制定。通用角色可以使用哪些权限。②个人策略。即隐私策略，由医疗健康记录的所有者决定。隐私拥有者可以依据个人隐私偏好为一个被访问客体绑定一个或者多个目的，表明隐私信息只能以某些目的被访问。

数据监控审计采用 WinPcap 底层驱动技术，实现在 Windows 平台下对网络数据包的监听、捕获。通过对其可编程过滤器的二次开发，实现捕获主机通信数据包和网络负载、主机间的数据交换量等信息。主要由监控驱动、网段扫描、网络监控和流量监控 4 个部分组成。

二、构建信息平台安全管理系统

新农合异地就医结算系统的开发、联通与运行，涉及资金管理、患者管理、资金管理等多个方面。保障基础网络和信息系统的安全，有利于维护新农合资金的安全，最终保障参合人员的就医权利。为此，新农合异地就医结算与监管信息系统从各层次多方面建立信息系统的安全架构，设计了全面的安全体系，并通过了国家安全生产监督管理总局通信信息中心的信息系统安全等级三级保护测评。

新农合异地就医结算信息系统根据外部网络用户分为新农合参保人员、委预算管理人员、不同方式接入的省级新农合省级信息平台，按照"纵深防御、集中管控、模块安全"的思路进行安全架构设计。

（一）总体安全体系设计

新农合跨省就医结算与监管系统安全保障体系建设严格遵循国家等级保护有关规定和标准规范要求，坚持管理和技术并重的原则，将技术措施和管理措施有机结合，建立信息系统综合防护体系，提高信息系统整体安全保护能力。

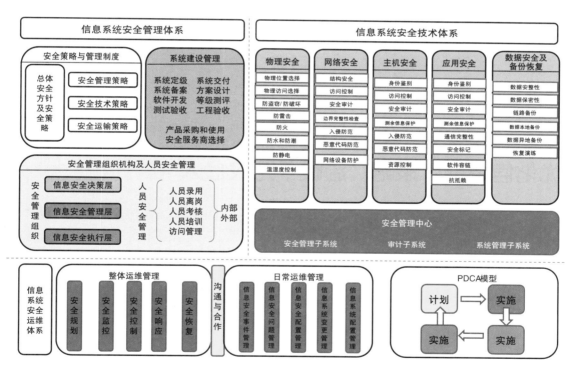

图 3-5-1　新农合跨省就医结算系统安全保障体系

如图 3-5-1 所示，根据"一个中心"（安全管理中心）管理下的"三重保护"体系（信息系统安全管理体系、信息系统安全技术体系和信息系统安全运维体系）框架，构建安全机制和策略，形成定级系统的安全保护环境。通过对局域计算环境内各组成部分采用网络安全监控、安全审计、数据、设备及系统的备份与恢复、集中统一的病毒监控体系、两种鉴别方式组合实现的强身份鉴别、细粒度的访问控制、满足三级要求的操作系统和数据库、较高强度密码支持的存储和传输数据的加密保护等安全机制，实现对局域计算环境内信息的安全保护和系统安全运行的支持。

（二）信息系统等保三级测评

2017 年，国家安全生产监督管理总局通信信息中心依据《信息安全技术信息系统安全等级保护基本要求》（GB/T 22239-2008）、《信息安全技术信息系统安全等级保护测评要求》（GB/T 28448-2012）等标准要求对新农合跨省就医结算与监管信息系统实施了等级测评，测评范围包括技术上的物理安全、网络安全、主机系统安全、应用安全和数据安全 5 个层面和管理上的安全管理机构、安全管理制度、人员安全管理、系统建设管理和系统运维管理等 5 个层面。通过人员访谈、现场核查、文档查看、配置核查、工具测试等方式对新农合跨省就医结算与监管信息系统进行了检测，基本符合 GB/T 22239-2008《信息安全技术信息系统安全等级保护基本要求》三级（S3A3G3）要求，该信息系统总体安全保护状况良好。

第六节

优化信息推广策略　温暖千万农合人

新农合制度一路从"先试点，后推广"发展而来的过程中，新农合信息平台发挥着数据联通、传输、存储等重要功能。随着推广工作的日常化，优化信息推广策略成为推广工作的重点，包括总结试点经验，完善各项制度和业务流程，因地制宜提出信息服务内容，提升信息服务水平，强调信息透明与公开等，让各项政策真正落到实处。

一、提升信息服务水平　发展多样服务形式

（一）服务态度得到认可　服务注重时效性

随着新农合信息化办公程度的提高，移动服务的逐步深入，大量医保经办服务人员等怀抱为民服务的满腔热情投入工作。以新农合跨省就医直接结算服务为例，一方面，医疗

机构的多个部门认真学习，积极参与国家对相关服务人员的业务培训。从 2016 年 7 月开始至 2017 年 12 月底，国家新农合异地就医结算管理中心已经为全国 31 个省份的 2000 余家医院开展了 25 场培训，培训 7000 余人次，涉及定点医疗机构信息科、财务科和医保科的人员。

大部分医院都提供了主动筛选符合条件患者的服务，入院之时或住院期间即通知患者其符合享受异地就医结算服务的条件，并能够耐心协助患者完成异地就医直接结算流程；另一方面，国家新农合异地就医结算管理平台的工作人员积极回答患者、医院关于异地就医结算的相关问题，并及时跟踪回访，了解患者对服务的满意度，了解患者的异地就医需求，工作人员之间也会互相沟通心得与体会。

案 例

国家新农合异地就医结算管理中心人员帮助患者享受即时结报服务

2017 年 11 月，患者家属陈某通过电话联系国家新农合异地就医结算管理中心，反映其母在北京新农合定点医疗机构就医出院结算时不能享受即时结算服务。陈某，吉林人，定居北京，其母郑某跟其长期在北京居住。根据吉林省新农合跨省就医结算规定，长期居住至外地的参合吉林人，享受新农合异地就医结报服务需提前给当地农合办邮寄居住证等证明材料。但是陈某对政策了解不全面，认为已经办理了电子转诊，当地农合办不给报销属于违反政策，于是投诉至国家新农合异地就医结算管理中心。中心工作人员接到电话后，经过详细记录患者信息以及情况，并即时联系吉林省新农合管理中心，了解核实吉林省情况，沟通结算程序相关事宜。经过国家中心、吉林管理中心、地方农合办的沟通，国家中心人员联系陈某，为其进行政策普及，并跟踪后续结算情况，郑某于 2017 年 11 月 20 日成功享受新农合跨省异地就医直接结算服务，出院。

（二）服务形式接受度高 期待更多样化服务

随着 Web2.0 技术的风靡，移动时代的到来，搜索引擎、微信、微博、论坛等如雨后春笋般成长起来，信息获取、发布和传播的形式由单向传递向多方干预的双向传递转变，为信息服务形式的多样化提供了足够的选择，方便了政府、医疗机构等了解民众真正的需求，拉近了各方与群众的距离。

对于新农合制度来说，无论是国家卫生健康委员会、地方管理部门还是医疗机构，都积极利用新媒体工具开展宣传。通过抽样调查，官方用于宣传新农合制度的媒体工具覆盖了当前主要的媒介方式。包括：微信公众号、政务微博、专门网站或者官方网站设立专题栏目、电视宣讲以及广播宣传。例如，国家卫生健康委员会同时开通名称为"健康中国"的官方微信公众号和官方新浪微博；国家新农合跨省就医结算管理中心同时开通名称为"新农合跨省就医联网结报"的官方微信公众号和官方新浪微博。

国家新农合异地就医结算管理中心也制作了宣传视频、政策宣传动画片，供各定点医疗机构选择放映；制作了宣传折页，将信息获取渠道汇总进去，引导参合患者通过网络方式获取相关政策。

二、优化信息服务流程 打造优质信息服务体系

（一）自查流程不足 及时优化更新

"理论与实践相结合"是新农合工作者的追求。在信息系统设计的过程中，以与服务流程能够紧密结合为基本原则。但由于各省各地政策不一致，报销流程、报销比例以及参合农民使用新农合报销的习惯不同，使得参合农民在享受多种报销政策或者异地就医政策的时候流程不明，或者在报销过程中碰壁。为此，管理方在制定基本规范的基础上，根据报销过程中遇到的业务流程阻碍，不断优化业务流程。

1. 规范异地就医结算流程

2015 年，原国家卫生计生委和财政部《关于印发全国新型农村合作医疗异地就医联网结报实施方案的通知》（国卫基层发〔2016〕23 号）。文件规定省内就医基本流程为：定点医疗机构定期将相关信息报送至本地省级结算平台；就医地省级新农合结算平台与医疗机构定期结算垫付的补偿资金，再定期与参合地省级结算平台进行清算。条件暂不具备的地区，可由定点医疗机构与患者参合地经办机构直接结算。

该文件还规定"对于不具备提供直接结报条件的地区，应当协调定点联网医疗机构提供异地转诊就医服务，并配合做好结报工作。参合患者在定点联网医疗机构就医后，医疗机构应当在 5 个工作日内向国家或省级平台推送规范化的就诊信息和出院结算信息。参合地经办机构根据国家平台提供的就医费用信息，依据本地政策计算补偿费用，将补偿费用直接汇至参合患者的居民健康卡或银行账户中。"

2. 规范跨省就医转诊流程

2016 年 9 月，原国家卫生计生委办公厅发布《新型农村合作医疗跨省就医联网结报转诊流程与信息交换操作规范（试行）的通知》。规范了定点医疗机构范围、转诊患者资格确认、转诊管理流程、转诊单期限以及严格规范管理等内容。

（1）关于定点医疗机构范围。根据文件，定点医疗机构采用遴选制，遴选出具备联网条件，并与省级（或统筹地区）卫生计生部门签订定点协议，承担新农合跨省就医联网结报工作的医疗机构。

（2）关于跨省就医联网结报转诊患者资格确认。根据文件，参合患者能够享受跨省就医联网结报转诊的患者需是无法确诊、确诊后无治疗条件的疑难病症；在外务工、探亲、异地急诊等条件。长期在固定地区务工以及投靠子女的老人或其他人员，建议参加务工地

或居住地的基本医疗保险。

（3）关于转诊管理流程。参合患者应持居民健康卡（或合作医疗证）、身份证（或户口簿和监护人身份证），通过多种形式在参合地办理转诊手续。统筹地区经办人员通过信息系统填写相关内容。经办人员填写内容后，通过省级新农合信息平台及时将转诊信息上报至国家新农合信息平台。

（4）关于转诊单的期限。跨省就医联网结报转诊单有效期为3个月。超出有效期未及时办理延期的，逾期发生的费用不纳入新农合直接结报范围。

本流程在实际操作过程中，在参合患者身份确认环节，坚持以身份证和转诊单为转诊依据，消除其他前置壁垒，减少患者证明负担；在转诊环节，开发短信通知功能，转诊成功后系统自动发送短信至患者手机，减少患者咨询负担；在信息采集环节，最大限度使信息自动生成，减少患者填报负担。

3. 印发定点医疗机构操作规范

为规范新农合跨省定点医疗机构服务行为，履行服务协议、规范转诊患者入院登记、出院结报等服务管理流程，实行跨省就医转诊制度，加强对跨省定点医疗机构的组织管理和监督考核，原国家卫生计生委印发《城乡居民基本医疗保险（新型农村合作医疗）跨省就医联网结报定点医疗机构操作规范》，保证转诊审批、住院登记、窗口结算、垫付资金回款等业务环节运行平稳、简约高效、安全有序。

（二）丰富服务内容　倡导服务精神

1. 日益丰富的信息服务内容

为新农合奋斗的工作者，在国家基本制度的框架下，不断从既有利于管理，又便利参合人员的角度摸索着前进的方向。随着这项制度逐步健全，它确确实实保障了农民的就医权利。但是，在制度建立之初，我国并没有先进经验可借鉴，因为几乎全部先进的医疗保障制度并没有面对过如此庞大的目标人群。因此，制度建立起来了，如何让百姓用起来，如何让其知晓政策成为了一种困惑。

在这种困惑下，管理部门并没有"愁眉不展"。他们稳扎稳打，跟进时代，不断拓宽信息服务渠道和丰富信息服务内容，让新农合成为政府对农民拿得出手的一张医保王牌。

互联网时代刚刚在我国大地铺天盖地袭来的时候，部分开展新农合的省份便建立了专门的新农合服务网站或服务板块。部分网站至今仍然非常活跃，服务内容随着政策的丰富而丰富。以安徽省新型农村合作医疗网为例，成立于2006年，提供了包括参合与补偿信息查询、新农合药品目录查询、新农合诊疗目录查询、新农合疾病目录查询、新农合定点医疗机构查询等信息服务内容。参合人员可以通过这个网站获取了解报销政策、查询咨询电话、获取新闻信息、进行监督反馈等。

随着移动时代的到来，手机 APP 的使用在全国风靡。在这种背景下，国家及各地卫计委推出了手机 APP 服务。例如，2015 年北京市丰台区推出"智慧新农合"云平台服务 APP。国家新农合异地就医结算管理中心推出了适用于异地就医住院结算的国家新农合 APP。新农合跨省就医结算与监管信息系统 APP 应用，提供移动端转诊申请的处理，转诊单的办理查询、联网结报业务管理、统计查询等功能，方便各类跨省就医结算管理人员处理即时结报相关业务。

2．为农民服务的精神薪火相传

"为农民服务"是新农合人义不容辞的责任，也是新农合人的精神信条。

联网医疗机构在实际为参合患者服务过程中也推出了很多适用本院发展策略的服务准则。例如，浙江省人民医院、广东省中山大学孙逸仙医院、郑州大学第一人民附属医院等以国家的服务规范为蓝本，制定本医院专门针对跨省就医的新农合患者服务流程、服务方式的规章制度。这些或规范或准则，约束着新农合服务者的行为，也必须经得起民众考验。然而，服务的过程中总会遇到各种状况和不可控的因素，如政策的限制、与服务对象沟通不畅等，只要本着解决的问题的决心，问题上报后，新农合的管理者们总是会想办法让新农合为民发挥其作用。

当然，部分不法分子也试图通过利用地区信息差异套取资金，新农合服务者们也没有容忍和姑息，拿起了法律的武器，维护新农合制度的尊严。

三、强调信息透明与公开　多渠道宣传相关政策

（一）规范信息发布行为　注重网络舆情回应

网络上获取的信息具有无序性特征。当前信息过滤和精准查找技术还有限，部分网民的信息素养和信息真实性鉴别能力不高，这导致出现部分网民轻信网络传言，非法传播不实消息的现象。

为了让农民切实享有政策的知情权，知真情，知实情。新农合的管理部门一直致力于规范信息发布，官方政策文件公开透明化，用合法渠道宣传政策；并积极关注网民舆情，一旦发现网络不实消息，采用技术手段和法律手段双重结合，及时阻断信息传播链，用事实说话。

案　例

城乡居民医保与新农合制度整合 ≠ 新农合免缴

根据《国务院关于整合城乡居民基本医疗保险制度的意见》精神，将城镇

居民医保和新农合制度进行整合，实施城乡居民基本医保一体化政策，即统一的筹资政策，统一的保障待遇，统一的医保目录，统一的定点管理，统一的基金管理。参保居民可享受普通门诊报销、门诊慢性病报销、重大疾病报销、住院报销。

2017 年，微信朋友圈、微博有一条消息名为"农民注意：2017 年的新农合费用免缴"开始扩散。该文发布者有意将城乡居民医保整合曲解为新农合制度免缴，并谣传部分地区已经开始退合作医疗费，蛊惑人心，导致新农合相关后台服务咨询免缴问题的人数大幅度上升。

针对这种情况，政府部门紧急辟谣，并顺势加强了农民免自付新农合费用条件的宣传。①困难户：困难户，五保户，低保户，这些都是可以得到更多优惠政策的，新农合缴费也比普通农民交的少。有的省市可能免缴。②老人：60 周岁以上的老人可以免缴一部分，对于丧失劳动能力的老人，家里又无子女可以照顾，完全免缴。③残疾人：对于重度残疾人，一二级残疾人可以免缴部分。④计划生育家庭：农村独生子女的父母及年龄不满 18 岁的独生子女、只生育两个女孩且采取了绝育措施的农村夫妻的个人缴纳参保费用由卫生计生部门给予全额资助参保。⑤重点帮扶对象：被政府列入重点参保对象的家庭可以免缴。

（二）拓宽信息传播渠道　促进信息获取公平

新型农村合作医疗的受益目标人群是中国 8 亿农民。有学者通过对我国农民信息技术接入情况及农村信息基础设施/服务/资源建设情况的考察证明，在城乡二元结构中，农民不仅是社会经济意义上的贫弱阶层，也是信息不平等意义上的贫弱人群。一提到"农民"一词，往往就被打上"受教育程度低""信息闭塞""难于沟通""素质不高"的标签。然而，事实上，在城镇化飞速发展和信息化手段多样化的今天，农民的信息获取渠道也不断拓宽，信息反馈能力不断提升。从图 3-6-1 来看，随着人均 GDP 的增长，信息化程度上升，这就为信息有效沟通提供了有利条件。尤其是新媒体的影响下，政府与农民的沟通方式不再是单向传播的模式，而是双向交流的模式，只要提供可使用的信息化工具，有一定的信息交流素养，农民便可以通过微信、微博、官方网站等多种方式获取政策信息，进行信息反馈。针对这种形势，新农合的相关管理机构、医疗机构也不断试图通过各种信息服务方式提高农民对政策的知晓度。

虽然"新农合"已经成为大部分农民在田间地头、工地现场听到的耳熟能详的词汇。但是，就医这件事，往往却是"事不关己，高高挂起"，不是自己或亲近的人生病，极少有人主动细致了解这项政策。但即便是这样，能够提供服务的各方也为参合人员积极准备了各种服务传递的渠道，建立了合理周全的信息服务传输机制。

当前，新农合参合人员对政策不了解的主要表现有：①部分人群不愿参合；②想参合却不知如何参合；③不知道新农合政策的管理方为当地农合办或者合管办；④不知道新农合直报政策；⑤不知晓上级医院就医需要开转诊证明。同时，部分经办机构工作不到位、医疗机构窗口人员业务技能不高等原因也是影响新农合参合人员是否能合理享受新农合报销政策的因素。

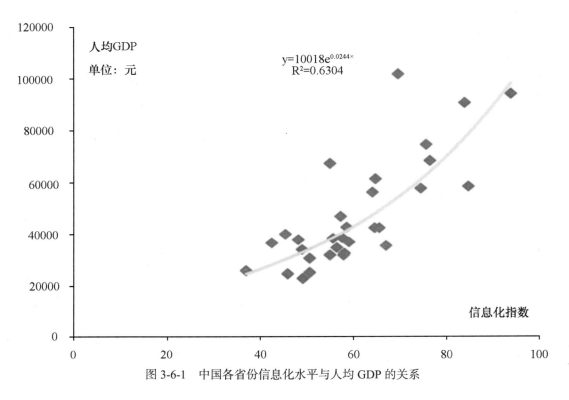

图 3-6-1　中国各省份信息化水平与人均 GDP 的关系

根据图 3-6-2 我国农民信息劣势的结构性分析，影响农民信息获取劣势的因素包括经济收入、信息服务基础设施、信息服务机构建设等因素。为此，为了促进信息获取公平，包括政府机构、承办新农合的保险公司等服务方已经提供诸如下乡宣传以提高参合率，利用新闻、电视、广播等媒介加强制度宣传与推广等措施；医疗机构对本医院的信息科、医保科和财务科之间的业务技能进一步加强培训和考核；各省管理机构也加强对基层农合办业务流程的规范等。

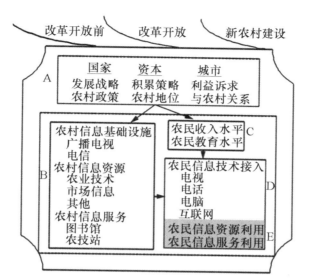

图 3-6-2　我国农民信息劣势的结构性分析

注：阴影部分为不适合单纯从结构角度进行分析的指标

第四章

"新时代"农村居民医疗
保障制度设计的思考

第一节

"新时代"背景下农村居民医疗保障制度应具备的特征

农村居民医疗保障是农村社会保障的重要组成部分，是国家依法制定的有关疾病预防、治疗等保护农民生命和权利不受侵犯的各项政策与制度的总和[1]。当前，我国已经形成以新型农村合作医疗制度为主要形式，包含医疗救助、商业保险和家庭保障的多层次医疗保险体系，其内容覆盖了医疗卫生服务、健康、教育、卫生监督等方面。

十九大报告中指出，中国特色社会主义进入了新时代，这是我国发展所处的新的历史方位。报告用中国特色社会主义、现代化强国、共同富裕、民族复兴、世界舞台这五个关键词作出了定义。在"新时代"背景下，我国农村医疗保障制度的建设应当顺应"新时代"特征，把握"新时代"脉搏，突出"新时代"特色，贴合"新时代"要求，"新时代"背景下农村居民医疗保障制度应具备"适应农村社会发展需求"和"坚持走中国特色农村医保道路"两大基本特征。

一、适应农村社会发展的需求

十九大报告中指出，"我国社会主要矛盾已经转化为人民日益增长的美好生活需要和不平衡不充分的发展之间的矛盾。"社会主要矛盾发生了转化意味着生产力的发展和社会各方面的进步，意味着"需要"和"发展"成为最突出的一对矛盾。

具体到农村医疗保障制度建设方面，就需要从解决农村医疗保险发展中的主要矛盾入手，建立适应于农村社会发展需要的农村医疗保障制度。以我国农村医疗保险事业发展现状为参考，当前需要解决的农村医疗保险发展的主要矛盾是人民日益增长的健康保障需要与医疗保障体系不平衡不充分发展之间的矛盾[2]，表现在：

---

1 楚廷勇. 中国医疗保障制度发展研究 [D]. 东北财经大学，2012.

2 王东进. 深刻认识深入研究深度解决主要矛盾全面建成新时代中国特色医疗保障体系（上）[J]. 中国医疗保险，2018（2）：1-4.

（一）不同保险制度间的公平性问题

当前，我国存在适应于城乡二元结构的城镇职工保险、城镇居民保险和新农合三种基本医疗保险形式，三种制度在覆盖对象、筹资义务、受益程度等方面存在不平衡不充分的情况。但同时，城市地区和农村地区的发展水平虽然都在提升，但是还存在差距，需要考虑依旧存在的城乡分割、地区发展不平衡、人群认知水平差异以及不同的管理模式等问题，逐步消除不公平因素。

（二）保基本和多层次保障的适度性问题

农村医疗保障体系不仅需要为农民提供基本的医疗保障，而且还需要考虑为农村特殊群体提供深层次的保障，保障人民有能力去创造美好生活，但这并不意味着为患者提供过度保障。事实证明，当前我国的发展水平适合发展个人、政府、集体等多方的筹资模式。因此，合理的筹资水平与支付标准是保证适度保障的重要因素。

（三）"供需"总量不足与结构失衡问题

我国农村人口基数大，医疗卫生服务发展水平有限，医疗资源配置结构不尽合理，直接制约着农村医疗保障的发展。农村医疗卫生事业发展与农村医疗服务供给不平衡不充分，医疗保障费用补偿与医疗服务保障水平不平衡不充分。当前，占全国 2/3 人口的农村居民只拥有不到四分之一的卫生总费用[1]。近 20 年来，农村医疗条件的改善主要集中在县级卫生机构，乡镇卫生院和村卫生室发展不充分问题。很多农村地区存在看病难、看病贵的问题，甚至由于看病贵而导致资源闲置的情况，对于医疗卫生资源的利用并不充分。因此，如何调节"供需"问题和设计合理的补偿结构、筹资结构等是建设农村医疗保障制度需要考虑的关键性问题。

（四）医保事业发展与医保管理能力不协调问题

新型农村合作医疗和城镇居民医疗保险在整合的过程中，要考虑医保经办机构治理能力需要提升、医保经办人员服务能力不足等问题。两种制度的经办服务模式存在一定的差异性，经办经验所针对的对象不同，实现高质、有效的经办服务还需要平衡各方利益。但同时，由于我国农村地区经济发展水平不同，长期以来农村保障政策分层管理和多个部门分割管理特征明显，想要实现全国意义上的彻底并轨，并培养出一批专业素养高的管理人员和经办人员还需要克服很多困难。

1　宋明山. 新型农村合作医疗方案制定的操作流程研究与模拟 [D]. 复旦大学，2007.

二、坚持走中国特色农村医保建设道路

在我国医疗保险改革的历史中，新农合作为从国情出发探索建立的农村医疗保险制度，为我国建成覆盖 95% 以上居民的基本医疗保险制度做出了巨大贡献，对全民健康水平的提升起到了重要作用，进而为实施健康中国战略提供了重要手段。

要构建中国特色的医疗保障制度，最根本的是不能丢掉中国特色，必须延续从国情出发，从实际出发，实事求是的态度。农村医疗保障制度的建立也是如此，必须将这一制度的设计立足于"新时代"的农村发展理念和农村发展制度框架下，同时，综合考虑农村医保制度发展现状和趋势以及农民的基本需求。

（一）"新时代"我国农村医疗保障制度建设的基本方略

党的"十九大"提出，实施健康中国战略，全面建立中国特色基本医疗卫生制度、医疗保障制度和优质高效的医疗卫生服务体系，将健康作为民族昌盛和国家富强的重要标志；实施乡村振兴战略，要把解决好农业、农村、农民问题作为全党工作的重中之重，建立健全城乡融合发展体制机制和政策体系；坚持在发展中保障和改善民生，在发展中补齐民生短板，促进社会公平正义。农民是农业和农村发展的主体，是乡村振兴战略的参与者、实施者和成果享受者，健全的医疗保障体系是推动"三农"事业持续发展的重要驱动。

党的十九届三中全会通过的《深化党和国家机构改革方案》决定组建国家医疗保障局，将城镇职工和城镇居民基本医疗保险、生育保险职责，新型农村合作医疗职责，以及药品和医疗服务价格管理职责，医疗救助职责整合。这意味着，我国农村居民医疗保障体制的设计和发展面临重大变革，同时也意味着"新时代"我国农村居民医疗保障制度建设成为国家发展的基本方略之一。

（二）中国特色农村医保持续发展的基础和出发点

15 年来，新农合与医疗救助、大病保险等多种医疗保障制度衔接运行，为农民筑起全方位的医疗保障网，有效释放了农民医疗卫生需求，提高了医疗服务的可及性和社会公共服务的公平性，减轻了农民就医负担，提升了农民对改革成果的获得感，也积累了丰富的农村医保建设经验。例如，从国情出发，建设与经济社会发展水平以及民众需求相适应的医疗保障制度；注重实践，深入基层，先试点后推开，充分发挥中央和地方的能动性、积极性；具体问题具体分析，政策松紧适度，统筹地区既有基本标准为导向，又允许自行制定具体标准和办法；始终坚持广覆盖、保基本、多层次、可持续的指导方针；坚持以收定支、收支平衡、略有结余的基金管理总则；探索多种方式提升经办能力、经办效率；推进支付方式改革，提高基金使用率等多方面经验。

当然，与发达国家较成熟的医疗保险制度相比，新农合制度存在稳定的筹资机制欠缺、法律体系不健全等问题，医疗保障管理体制整合后，希望主管部门更加深刻了解农村居民的医疗保障需求。一方面，坚守新型农村合作医疗已有医疗保障体制建设的经验，作为建设新时代我国农村医疗保障体系的坚实基础；另一方面，以解决存在问题为出发点，进一步完善医疗保障体系，确保农村居民医疗保障体系的持续发展。

第二节
乡村振兴战略下农村居民医疗保障制度设计的动力分析

实施乡村振兴战略是"新时代"背景下国家推进农业农村现代化的重要手段。对农村居民来说，最切实的利益无非是保证可获取的"衣食住行"以及"老有所养、病有所医"等。据此，从医疗保障角度来看，建成完善的农村居民医疗保障制度是人心所向。完善的农村居民医疗保障制度能够满足农民的卫生保健需求、促进农村社会经济发展，对深化医疗体制改革、保证社会的稳定也有重要意义；同时不断完善的农村居民医疗保障制度能够缓解农民的因病致贫、因病返贫的现象，满足农村居民的医疗保障需求。本节从我国国情出发，总结影响农村居民医疗保障制度发展的因素以及构建农村居民医疗保障制度现存的基础，利用系统动力学方法，分析我国农村居民医疗保障制度设计的外部动力和内部动力。

一、我国农村居民医疗保障制度设计的外部动力分析

（一）乡村振兴战略的实施是宏观驱动力

2016年，李克强总理指出，党和政府始终高度关注人民大众的切身利益，完善农村居民的医疗保障体系是实现两个100年目标的重要举措。"新时代"背景下，农村居民对健康的追求也在不断发生变化，城乡居民基本医疗保险制度整合过程中，继承新农合发展的历史，完善适用于城乡居民尤其是农村居民的医疗保障制度是中国社会保障制度发展的需要，是农村居民对健康生活的诉求，是乡村振兴战略实施的重要内容。

乡村振兴是新时代乡村发展的新动力。乡村振兴的根本路径要打破城乡分割的体制机制，树立城乡融合的理念，建立健全城乡融合的体制机制，是对城乡统筹的替代和升华，

在手段和路径上则更加强调融合，更加强调城乡地位平等下的互惠共生关系；更加强调城乡要素在市场化条件下的自由流动和双向互动关系；更加强调城乡空间上的共融关系。在这个基础上，城乡边界将进一步模糊，人员等要素流动性增强，急需构建与城乡融合相配套的乡村治理体系和治理能力，是决战脱贫攻坚、决胜同步小康进程的重要手段。

健全农村居民医疗保障体系是乡村治理体系的重要内容，可促进人人享有基本医疗保障，实现病有所医，解决农民在医疗方面的后顾之忧，突破城乡二元结构带来的限制，使全部居民平等享受医疗保障等社会发展和文明的成果；合理的农村医疗保障可促使农民对健康进行投资，避免疾病风险，增加收入和个人福利，提高人力资源质量，提高农村生产力水平和整个社会经济水平；有利于农村劳动力自由流动，促进乡村融合，避免农村劳动力在乡村和城市之间频繁流动所带来的参保身份和医保待遇变化的问题，方便农民摆脱进城返乡进退两难的境地，加快劳动力的合理流动，推进城乡融合和乡村振兴战略的实施。

（二）财政分配向农村倾斜是基础性动力

拥有足够的可支配资金是农村地区发展社会保障事业的最基本保证。"新时代"背景下，财政的持续支持与倾斜，能够从根本上促使农村医疗保障体系的建成。农村的社会保障是一种非纯公共产品，公共财政的投入是其重要来源，但并非唯一来源。为农村居民提供保障是公共财政在农村地区的重要职能之一。

随着经济发展水平、人民收入水平和国家总体综合国力不断提高，各级政府尤其是中央政府的财政收支能力有较快增长。日益丰厚的物质基础为我国建设社会保障制度创造了良好的经济和社会条件，增强了政府调度资源发展农村居民医疗保障事业的能力。财政分配格局调整，中央资源更多向农村倾斜，推动农村各项事业蓬勃发展起来。尤其对于中央筹资、地方筹资和个人筹资共同支撑的农村基本医保制度来说，财政的支持是制度持续发展，农民持续得到医疗保障的必要因素。

改革开放以来，中国经济经历了 40 年的持续高速发展，国内生产总值从 3624.1 亿元增至 676 707.8 亿元（2015 年），农村居民人均年收入从 133 元增至 10 772 元（2015 年）。

2004 年，中央全面取消农业税，终结了两千余年的农业税收，工业反哺农业，城市支持农村，实现工业与农业、城市与农村协调发展。中央对农村的投入加大，如表 4-2-1 所示，2005—2015 年间中央财政对农村基本医疗保障的投入力度不断增加：2013 年比 2011 年的新农合中央转移支付总额增加了两倍多，占当年财政收入的比例上升了 0.54 个百分点；2014、2015 年，包含新农合的城乡居民基本医疗保险投入增长率达到 15.2%；2005 年新农合中央财政支出仅有 5.4 亿元，此后数年有较大增长，2011 年比 2010 年翻了两倍多，到 2015 年，新农合中央财政支出 1501.4 亿元，较 2005 年增长了 277 倍。

表 4-2-1 2005～2015 年国家财政收入、支出和新农合中央财政支出情况表

	2005	2006	2007	2008	2009	2010	2011	2012	2013	2014	2015
国内生产总值（亿元）	185 895.8	217 656.6	268 019.4	316 751.7	345 629.2	408 903	484 123.5	534 123	588 018.8	636 138.7	676 707.8
财政收入（亿元）	31 649.3	38 760.2	51 321.8	61 330.4	68 518.3	83 101.5	103 874.4	117 253.5	129 209.6	140 370	152 269
财政支出（亿元）	33 930.3	40 422.7	49 781.4	62 592.7	76 299.9	89 874.2	109 247.8	125 953	140 212.1	151 785.6	175 877.8
新型农村合作医疗中央转移支付预算数[1]（亿元）	-	-	-	-	-	-	776.3	1063.5	1662.3	1 933.9	2 227.4
新农合中央财政支出（亿元）	5.4	-	-	247.0	269.6	399.0	772.0	973.5	1232.7	1377.1	1501.4

（三）医疗保障体制的变革是根本动力

2009 年国务院通过了《关于深化医药卫生体制改革的意见》，要求加快推进基本医疗保障制度建设；同时，确定了 2009～2011 年的工作目标，实现基本医疗保障制度全面覆盖城乡居民。随着医改的推进，农村医疗保障方面取得了成效，例如，覆盖面从不断扩大到趋于稳定，减轻了公众在医患方面的后顾之忧，一定程度上缓解了因病致（返）贫现象。

但同时，新农合、城乡居民医保和医疗救助分属不同部门管理，职责重叠和空位问题同时存在，协调困难，管理经办队伍、信息化建设投入重复，存在待遇不公、重复参保和遗漏现象并存，管理流程不畅的现象，这使得目前的医疗保障体制不能从根本上平衡又充分地发展。2016 年，国务院颁布了《关于整合城乡居民基本医疗保险制度的意见》（国发〔2016〕3 号），推进新农合和城镇居民基本医疗保险的整合。同年，李克强总理要求以公平可及和群众受益为目标把医改推向纵深，完善全民基本医保制度，逐步实现医保的地市级

---

1 2014 年和 2015 年的数据展示的是指城乡居民医疗保险等转移支付预算数，主要是提高新型农村合作医疗、城镇居民基本医疗保险补助标准，相应增加补助经费.

或省级统筹。基本医保制度走向整合将有利于打破城乡分割、部门分割、经办分割的局面，与城乡融合发展、疾病模式变化以及群众健康需求相适应，是推动农村居民医疗保障体系形成的根基。

二、我国农村居民医疗保障制度设计的内部动力分析

（一）提升农村居民保险意识是中观推动力

虽然，新农合制度的普及让农村居民自我保健和健康风险意识得到极大地提高，但还不够充分。农村居民由于受经济条件限制和传统观念的影响，大部分人健康投资意识较差，家庭保障模式根深蒂固，对保险模式认识不足；同时，农村居民生活方式的健康程度与城镇居民相比还有一定差距，虽具备了一定的风险意识，但并未转化为健康行为，对健康保障的需求强烈，但自我保健意识对生活方式的指导力不足，健康风险共济等意识亟待提高。

提升农村居民的保险意识不仅能够提高农村居民主动参保的自觉性，做到有意识地自我保护，并且从全局来看，能够进一步巩固全民保障网。可以说，提升居民保险意识从中观层面推动着我国农村居民医疗保障制度的构建。

（二）农村居民对医疗保障的迫切需求是内源性动力

农村居民人口基数大，是医疗保障体系的受益者也是医疗保障制度的推进者。根据《中国统计年鉴（2016年）》显示，中国总人口数为13.8亿，其中城镇居民人口数为7.8亿，乡村人口数为6亿。2016年，参加城镇居民基本医疗保险的人数为3.77亿人，新型农村合作医疗6.7亿人。城乡居民医保的整合，意味着占中国总人口数75.9%的人群的医疗保障制度面临改变。在改变过程中，解决农村医疗保障发展不平衡不充分的问题，充分体现和保障农民的权益，满足农民基本医疗保障的需求，需要寻求从内在源头上推动农村医疗保障体系开展基础建设的方法。农村居民对医疗保障的迫切需求表现在：

1. 农村居民对提升医疗保障水平的诉求强烈

当前，我国居民的健康意识越来越强，从2005年开始，多个社会调查显示，医疗保障是我国城镇居民关注的十大卫生健康问题之一。2013～2017年保监会全国保费收入结构（图4-2-1）显示，健康险是年增长率最高的险种。在城乡家庭消费结构中，医疗保健位居第二位，占9.6%，仅低于食品支出比重（38.1%）。其中，老年人医疗费用占老年人总收入的比例为30.2%。根据统计，91.5%享有社会医疗保险，但仅20%的青少年享有商业医疗保险。

2003年至2015年，我国基层医疗卫生机构诊疗人次大幅增长，从2003年的7.49亿人次，增加到2015年的43.42亿人次，农村居民医疗服务需求得到有效释放；人均自付费用占比明显下降，其中新农合基金发挥了重要的保障作用。通过新农合的报销补偿，提高了

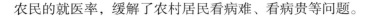

农民的就医率，缓解了农村居民看病难、看病贵等问题。

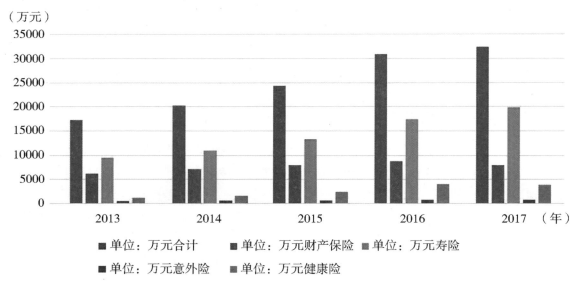

图 4-2-1　2013～2017 年全国保费收入结构图

　　但是随着医疗费用的增长，疾病谱的变化等因素，患者自付费用的绝对数不断增加，一定程度上影响了农村居民对医疗保障补偿结果的满意度，现有的医疗保障制度总体上呈现覆盖面广、保障水平较低等特点，与世界卫生组织提出的个人自付水平不超过 20% 的目标还有一定距离。新农合大病保险实行以来，实际补偿比提升 10% 以上，仅 2017 年受益人次就超过 1700 万，然而罹患大病的患者和家庭整体负担仍然较重，因病致贫和因病返贫现象仍然存在，患者对提升医疗保险补偿比例的诉求十分强烈。农村居民面临的重大疾病、分娩等保险，难以与城镇居民的生育、工伤等保险看齐，短时间内难以面向农民单列生育等保险，农村居民对新农合、分娩、重大疾病等相整合的一体化保险需求强烈。

　　2. 农村居民对健康保障的需求日益增强

　　2009 年，国家开展基本公共卫生服务项目加强了对高血压、糖尿病等慢病患者的管理，同时，国家卫生健康委员会大力推进的家庭医生签约制度等，注重督促基层医疗卫生机构开展基本公共卫生服务，提升了农村居民对健康管理的观念和认识，也不断满足新农合保障之外的健康诉求，农村居民对从疾病治疗到防治的健康保障需求日益增强。

（三）农村卫生事业发展逐步完善是条件性动力

　　2009 年新医改以来，我国卫生事业发展取得了突破性的进展，但是我国医疗卫生服务体系发展不平衡不充分，与人民对健康需求之间的矛盾仍然比较突出。其中，最大的发展不平衡，是城乡发展不平衡；最大的发展不充分，是乡村发展不充分：卫生资源配置、居民患病率和预期寿命的城乡差距呈扩大趋势，乡村诊疗人次构成比持续下降。调研数据显示，"健康扶贫取得了突出成效，但当前尚未脱贫的达到3000万人，因病致贫返贫家庭占比仍然在40%左右"。

1. 基层卫生体系薄弱

从医疗卫生资源配置情况看，医疗卫生资源80%集中在城市，农村仅占20%左右，在城市中80%的医疗卫生资源主要集中在大医院。从农村居民就医流向分析，80%的农民在县级以下的基层医疗卫生机构就医，其所获得医疗卫生服务质量明显低于城镇居民。2009年以来，国家通过中央转移支付方式等多种途径支持乡镇卫生院基础设施建设、医疗设备购置，但仍然面临卫生技术人才匮乏、服务能力水平不足等困境，以至于不少农民不得不选择在费用较高、补偿水平较低的县级以上大医院就医。

2. 农村医疗资源可及性差

农村人口尤其是贫困人群因预算约束和医疗服务价格弹性的差异，低收入群体在面对大病时可能选择放弃治疗或治疗不彻底，造成穷人实际卫生服务利用率低于富人；贫困地区医疗服务资源配置基础薄弱，享受更高质量的医疗服务需要付出更高的成本，因此医疗服务的可及性较差。富人因较高的医疗消费更多的占有医疗保障补偿资金，造成"劫贫济富"现象。

第三节
基本医保制度整合下健全农村居民医疗保障体系的思考

2018年2月，党的十九届三中全会对党和国家机构改革做了全面部署，为新时代坚持和发展中国特色社会主义、推动社会主义制度自我完善和发展迈出了重要一步，并决定组建国家医疗保障局，作为国务院直属机构。国家医疗保障局的设立解决了《国务院关于整合城乡居民基本医疗保险制度的意见》（国发〔2016〕3号）中管理体制的统一问题。党和国家高度重视医疗保障工作，将医疗保险、生育保险从社会保障中分离出来，与新农合、医疗救助合并，重塑我国医疗保障体系。农村居民医疗保障的制度设计、运行模式等将面临更加深入的整合和优化。农村居民医疗保障体系的设计需要汲取新农合制度积累的经验，坚守底线公平，聚焦弱势群体；坚持政府主导，家庭参保，多方筹资，创新经办模式；构建贯穿于全生命周期的多层次健康保险，满足多元化需求；弥补新农合自愿参合和法律依据不够充分等不足；多部门协同逐步推进农村居民医疗保障制度的实施；坚持三医联动，完善基层卫生网底，提高农村居民受益程度。

一、坚持底线公平，聚焦弱势群体，持续推进基本医保的全覆盖

新农合建立 15 年来，以互助共济为目标，覆盖了全部的农村居民，实现了基本医保的全面覆盖；同时，筹资水平和补偿水平的不断提高，极大地减轻了农民看病难、看病贵的负担；实践证明，新型农村合作医疗制度构建了适用于中国农民的基本医疗保障网。

2010 年世界卫生报告《卫生系统筹资—实现全面覆盖的道路》中指出，实现医疗保障全面覆盖需要考虑 3 个维度：覆盖人群、覆盖的服务范围和覆盖的补偿水平，如图 4-3-1 所示。我国基本医保实现全面覆盖将涉及 13.8 亿人口，农村居民医疗保障制度的设计与实施将作为乡村振兴战略规划的重要内容，应充分考虑医疗保障制度的公平性。第一，农村医疗保障作为社会再分配的一部分，应该协调医疗保障制度和医疗卫生资源配置的城乡差距、地区差距，通过转移支付手段提高社会弱势群体和贫困地区的福利，防止"穷帮富"，动摇全民社会保障网的基础；第二，针对贫困人口，尤其是建档立卡贫困户，可提供免费的基本医疗服务，所需资金全部由财政承担，由政府选定的公立医院作为贫困人口救治的承担机构，做好扶贫攻坚工作，实施精准扶贫方略，减少因病返贫现象的发生。一切从人民群众的利益出发，为弱势群体提供基本医疗保障和其他社会保障，是维护公平正义的必然要求，是实现《"健康中国 2030"规划纲要》，完善全民医保体系目标的必然选择。

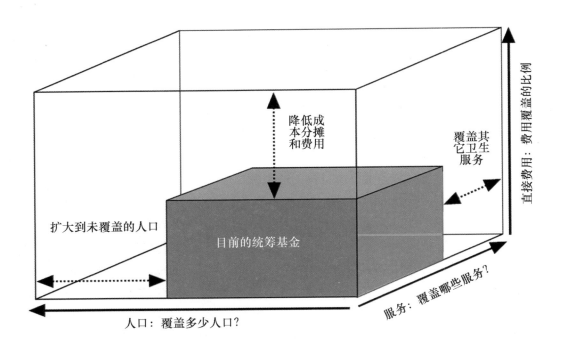

图 4-3-1　WHO 关于全民覆盖的分析框架分析

二、坚持政府主导，加强顶层设计，建立适用于我国经济社会发展水平的农村医疗保障体系

（一）坚持政府主导原则，为农村居民医疗保障制度的发展提供组织保障和资金保障

坚持政府主导原则能够为制度发展提供组织和资金保障。新农合制度从试点开始到制度的全面覆盖，始终坚持政府主导，主要体现在各级党委和政府的高度重视以及有力的财政支持。各级党委和政府高度重视新农合工作，彰显执政理念，体现以人为本。从中央到地方，建立了结构较为完善、运转较为协调的组织管理体系。各级财政不断加大对农民补助的力度，近85%的新农合基金来自各级政府的财政补助，较好地解决了集体经济解体以后农村医疗保障制度面临的筹资困难问题。根据新农合的经验，建议构建我国农村居民医疗保障制度应当：

1. 完善农村居民健康保障管理组织体系

新农合与城镇居民基本医疗保险、城镇职工基本医疗保险多元分割运行，各自封闭，造成管理运行效率不高，社会共济分散风险能力低，不利于社会流动和制度的可持续性发展等。新组建的医疗保障局按照一类事项由一个部门统筹、一件事情原则上由一个部门负责的原则，期望有效解决城乡之间医疗保障体系经办分割的局面。

各级党委和政府将农村居民医疗保障作为乡村振兴战略的重要内容，乡村要振兴，健康的农村居民是源动力，根据国家医疗保障局的分工和安排，健全各级医疗保障局管理和服务体系，加强经办、管理、服务和决策能力；政府承担更多的责任，优化医疗卫生体制的制度设计，解决医疗保障市场和医疗卫生服务市场中的信息失灵问题；合理进行城乡医疗卫生资源规划，以及资助弱势群体参加医疗保障制度，提高医疗卫生资源公平性和可及性，政府主导要求政府为达到医疗服务的公平可及目标而利用和监管医疗保障市场和医疗服务市场。

2. 加强政府财政支持，发挥政府的主导作用

农村医疗保障制度的设计保障农村居民基本医疗服务需求，满足人民日益增长的美好生活需要，仍需坚持政府主导，各级政府提供持续的资金保障。农村居民医疗保障应坚持政府筹资为主，对整合后的基本医疗保障制度运行的财政投入增加应有充分的预期。

首先，调整财政支出比例，长远需要建立与经济发展水平相适应的财政支出比例；当前阶段提高医疗保障财政支出水平仍是确保医疗保障公平性的制度性安排，可实现医疗卫生资源的再分配，有利于推进基本公共卫生服务均等化，强化财政的转移支付功能；其次，财政补助是提高弱势群体和农村居民参保水平的有效方案，可提高参合农民的医疗服务利

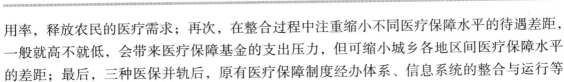

用率，释放农民的医疗需求；再次，在整合过程中注重缩小不同医疗保障水平的待遇差距，一般就高不就低，会带来医疗保障基金的支出压力，但可缩小城乡各地区间医疗保障水平的差距；最后，三种医保并轨后，原有医疗保障制度经办体系、信息系统的整合与运行等相关成本，应有充分的考虑。

（二）多部门合力，循序渐进推进农民医疗保障制度发展

新农合建设经验证明，我国农村基本医疗保险制度的构建、完善和发展离不开多部门的合作与协调。新农合制度试点和推进过程中，国务院专门建立了新型农村合作医疗部际联席会议制度，原卫生部为新农合的主管部门，其他部门包括财政部、农业部、民政部、发展改革委员会、教育部、人事部、人口计生委、食品药品监督局、中医药局和扶贫办等，建立了完善新农合工作的组织协调和宏观指导制度；研究制定相关政策；督促检查资金筹措等政策的落实。各级卫生行政部门积极做好与其他部门协调配合，加强与财政、发改、民政、农业、保监等部门合作，共同推动新农合快速健康发展，卫生部门和财政部门联合下发了一系列完善筹资机制、加快财政补助资金拨付和基金管理相关文件，从制度层面确保新农合基金安全。卫生部门和民政部门联合开展了农村居民重大疾病医疗保障试点，提高了重大疾病患者医药费用补偿水平。为提高新农合经办管理机构工作效率，加强监督，卫生部门与保险监管部门加强协作，积极创新社会事业管理，推动商业保险机构参与经办新农合服务工作，努力探索推进"管办分开、政事分开"的新农合管理运行机制。因此，在农村居民医疗保障制度的建设中，应继续发挥协同推进、循序渐进的风格。

1. 多部门协同推进农村居民医疗保障制度的建设

国家医疗保障局作为基本医疗保障的主管部门，负责拟订医疗保险、生育保险、医疗救助等医疗保障制度的政策、规划、标准并组织实施，监督管理相关医疗保障基金，完善国家异地就医管理和费用结算平台，组织制定和调整药品、医疗服务价格和收费标准，制定药品和医用耗材的招标采购政策并监督实施，监督管理纳入医保范围内的医疗机构相关服务行为和医疗费用等。同时，为提高医保资金的征管效率，根据《深化党和国家机构改革方案》的要求，将基本医疗保险费、生育保险费交由税务部门统一征收。财政部、农业农村部等有关部门应相互配合相互支持，形成合力，推进农村居民医疗保障制度不断完善。表 4-3-1 为建议的相关部门合作内容。

表 4-3-1　农村居民医疗保障制度相关管理部门

序号	部门	职责
1	国家医疗保障局	主管
2	财政部	安排中央财政对中西部地区农村居民参加医疗保障制度的补助资金，研究制定政策，加强资金管理和监督

序号	部门	职责
3	国家税务总局	组织各级税务部门征收基本医疗保险费
4	国家卫生健康委员会	医疗机构协议管理的落实与医疗服务提供和监管；注重发挥中医药特色与优势，培养农村卫生机构中医药技术人员
5	农业农村部	配合做好农村居民医疗保障制度的宣传推广工作，反映情况，协助对筹资的管理，监督资金的使用
6	发展改革委	将农村医疗保障制度纳入到国民经济和社会发展规划有关工作，促进农村医疗保障制度与经济社会的协调发展，推动加强农村卫生基础设施建设
7	教育部	负责农村卫生人才培养与相应改革工作
8	人力资源和社会保障部	负责农村卫生人才情况调研及农村卫生人才政策的制定，推进农村卫生机构人事制度改革相关工作
9	国家市场监督管理总局	农村药品的流通供应以及监管
10	国务院扶贫办	负责扶贫开发与农村居民医疗保障制度的协调，支持贫困地区农村居民参加医疗保障制度
11	审计署	基本医疗保险基金和其他保障资金使用的审查
12	中国银行保险监督管理委员会	商业保险公司参与基本医疗保险管理经办的政策制定和监督等

2. 循序渐进推进农村居民医疗保障制度的实施

新的农村居民医疗保障体系的实施也应遵循先试点、再推广，遵循农民意愿，遵照各地实际实施的路径，逐步推广实施。基本医保制度整合到国家医疗保障局一体化管理后，中央对框架和管理运行提出原则性要求，允许鼓励各地大胆探索和积极创新，既保证中央政策政令畅通，维护新的医疗保障制度的统一性，又充分尊重地方的首创精神，鼓励各地结合本地实际按照中央精神创新发展，中央则在试点地区取得经验的基础上，不断修订完善总体政策，逐步在全国推广。

（三）制度设计在保障适度的同时，需满足多元化需求

新农合制度使得农民有了自己的医疗保障制度，极大地提升了医保的覆盖率，构建了基本的医疗保障体系及防范大病的医疗保险网，总体呈现广覆盖、保基本的特点。在制度设计之初，实行了大病统筹为主，兼顾门诊小额费用，积极探索了医疗救助的配套制度，从二次补偿到大病保险制度的建立，逐步规范化，在一定程度上体现出了保障层次的多样性。

在保大病的基础上，新农合扩大了补偿的覆盖面，将门诊大额补偿、慢性病、地方病、住院分娩以及农业生产造成的无责任人的外伤等纳入补偿范围，丰富了新农合保障的内涵，

扩大了参合群众的受益面。2008 年，原卫生部颁发了《卫生部关于规范新型农村合作医疗健康体检工作的意见》，促进参合农民进行健康体检，以及电子健康档案的建立，对体检中发现的高血压、糖尿病等慢性病进行专案管理，达到早期发现疾病并进行干预的目的，从而提高农民健康水平；随着国家基本公共卫生服务等项目的开展，农民的保健意识逐渐增强；新农合的补偿水平和覆盖面的扩大，农民对风险分担的意识也得到加强。新农合将群众常见的慢病和大额门诊、住院补偿等一体化解决，有效提升了参合群众的受益水平，解决了农民对健康保险认知水平较低等问题，农民一般认为新农合住院既能得到报销机会（外伤除外）；同时也避免了农民没有生育保险等单个险种覆盖的问题，提高了群众的满意度，农民获得了实实在在的益处，新农合制度是农村医疗保障制度的初级形式，发挥了济贫和抵御疾病导致的经济风险作用也通过扩大病种范围，逐步向健康保障形式延伸。

1. 建立多层次医疗保障体系，确保全面覆盖的同时保障适度

随着经济的发展，新农合筹资水平增加，农民健康意识不断提升，预示着农村居民医疗服务需求被不断释放出来，农村居民将对农村医疗服务提供提出更高的要求。新的农村居民医疗保障制度也应呈现：全覆盖、保基本、重救助、多补充、强管理、服务社会化、体制一体化等特点。如图 4-3-2 所示。

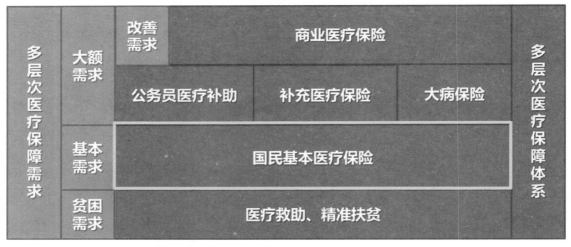

图 4-3-2　多层次医疗保障体系图

农村居民基本医疗保障制度坚持"保基本"属性，将筹资和保障都维持在"基本"水平，短期内尚不能大幅度提高，不必强行要求向职工医保看齐；留出来的空间，鼓励商业保险发展，最终形成有效的、多层次医疗保障体系，实现医疗保险领域的整体竞争性格局。

（1）全覆盖。实现农村居民医疗保障制度的全覆盖，不仅包括参保人群的全覆盖，还

包括参保机会的全覆盖。在多层次制度安排上，设置综合医保、住院医保、合作医保等不同缴费标准、不同医保待遇的公共类险种，供参保人根据自身经济能力选择参保，所有险种应具有开放性，城乡居民均有权参保，没有人为设置的壁垒。在险种与险种之间留有相互接口，以便参保人在个人身份、经济情况改变的情况下，重新选择险种时可以转接或续接，不留后遗症与盲点。

（2）保基本。面向全体国民的社会基本医疗保险由国家立法强制规定，凡是不符合贫困人口和弱势群体医疗保障待遇的人群，都必须参加社会医疗保险。医疗保险的资金来源主要实行个人、单位和政府三方负担，个人缴费、单位补助、政府补贴。随着各类人群缴费能力的改善，逐步提高筹资标准，并调整政府补助标准，缩小各类人群的待遇差距，逐步趋向并轨运行。基本医保只是"保"，不是"包"，更不能包揽过多、超越地方经济发展水平；也不能一味强调"低水平"，使群众必需的基本医疗得不到保障。对于无缴费能力的弱势群体，可降低筹资标准，并由民政救助等多种途径进行补助，确保其参加基本医疗保障。

（3）多补充。坚持政府引导、自愿参加、自我保障和社会受益的原则，发展补充医疗保险，采取行政手段和激励措施，引导有剩余缴费能力的家庭、规模较大的企业以及有经济能力的社会团体，参加补充医疗保险，以提高保障水平，解决多元化社会阶层不同的医疗保障需求。补充的重点应放在基本医保封顶线以上的费用、门诊高额医疗费用、目录外个人自付费用。

（4）重救助。医疗救助要以政府财政预算为主、社会力量参与为辅、家庭个人部分分担的形式筹集资金，帮助困难人群参加基本医保，以提高救助的公平、效率、可及性与可持续性。大病专项救助改变"报销补偿封顶"的政策思路，改为"病人负担封顶"的人道主义政策思路，政府设立"大病救助"专项资金，对超出医疗保险补偿标准过高的医疗费用再补助。大病救助和精准扶贫其实质是防止病人因巨资医疗费用导致贫困。

（5）强管理。医疗保障管理局改革医疗费用付费模式，引导和激励供方主动改变医疗行为，提高基金使用效率，取得需、供、保三方共赢的结果。可采取三种类型：一是适用于大城市的集团管理型医疗，或者供参保者自主选择的，包括医疗服务机构分布合理、足够数量、功能健全的社区卫生服务的若干医疗集团；二是适用于中小城市的，病人自由就医的指标管理型医疗；三是适用于农村乡镇、边远地区或社区卫生服务中心十分健全的社区管理型医疗。

2. 提升农民保健意识和风险分担意识，保障内容逐步过渡到健康保障

随着健康理念、疾病谱的变化和老龄化社会带来的压力，医疗保障也向更高阶段演进，逐步将预防保健、康复护理等内容纳入到保障范围，医疗保障也逐步成为严格意义上的健康保障。健康既是发展的手段也是发展的目标，未来农村居民健康保障制度安排与模式设计应以健康为导向，围绕健康进行。第一，突出健康需方管理的特点，健康的责任从以医

生为主体向医患互动转变，农村居民是自己健康的第一责任人，提高健康素养和健康管理能力。第二，以病症治疗为主向病症与病因并举转变，向城乡居民提供连续性、个性化、覆盖全生命周期的健康服务，医疗保障以健康服务为中心转型，保障范围应该由单纯的医疗服务向集医疗、预防和康复服务等综合的医疗卫生服务过渡。

以维护健康、强化预防保健理念为指导的健康保险制度安排实现如下：第一，降低发病率，维护健康；第二，控制医疗费用上涨，减少医疗卫生资源浪费。第三，加强服务供给体系不同层级医疗卫生机构的协同性，保障服务提供主体的多元化，基层医疗卫生机构的预防和康复逐渐加大比例，健康管理既是对疾病进行诊疗，同时又注重对致病因素的干预，对致病因素的干预就是常说的预防保健和健康教育等卫生服务，健康服务供给与健康管理同步，基层卫生服务通常都是在基层卫生机构进行，如社区卫生服务中心／站、乡镇卫生院和村卫生室。健康保障制度应依托基层卫生机构，形成基层医疗服务、预防保健、健康促进和健康保险为一体，防治结合为中心的健康管理模式。第四，与国家基本公共卫生和家庭医生制度融合，推行关注健康结果而非单纯的服务数量的支付方式改革；公共卫生服务与医疗保障融合，强化基本公共卫生服务的质量与效率；推进老年照护保险制度建设和医养结合，从医疗服务扩展到康复护理阶段，加强基层卫生服务能力，建立家庭医生制度，有秩序的将健康保险、医疗服务、社会服务连接起来。第五，服务手段多样化，大力发展健康产业与健康支撑技术，支持社会资本办医，应用"互联网＋"、大数据推动健康信息化；改善自然环境、加强健康教育等社会服务系统健康功能，倡导健康的生活方式、鼓励大众运动等。

三、坚持从实际出发，完善农村医疗保障制度实施路径

（一）汲取新农合积累的宝贵经验，完善农村医疗保障制度实施路径

新农合制度15年的发展，积累了丰富的农村居民医疗保障理论和制度实现的实践经验，形成了资金筹集、基金管理、基金使用、经办管理、支付方式改革和监督管理的农村居民医疗保障体系框架。

基于农村的社会经济和文化特点，新农合制度建立之初，选择了与当时经济社会条件相适应、互助共济式的初级形态的医疗保障制度，形成以家庭为单位进行参保；定额筹资起步，建立了以政府财政补助为主、农民个人缴费为辅的筹资机制；在补偿方面以住院统筹为主，兼顾门诊统筹，并形成了国家、省和县三级架构的信息平台。农村医疗保障制度框架的完善可吸收新农合积累的宝贵经验，弥补已有筹资增长机制不稳定，多种基本医疗保险经办隔离的不足。

（1）参保对象。面向城乡居民一体化设计农村居民医疗保障制度，打破职业、户籍和

地区约束，为人员的流动性提供制度性保障。以家庭为单位参保，尊重农村居民意愿，确保制度的全覆盖，同时防范逆向选择所带来的制度风险。

（2）统筹层次。有差别化地谨慎提高统筹层次，以县级统筹为基础，逐步向地市级为单位进行统筹的模式过渡，综合考虑地市所辖各县人口、经济发展水平等情况，梯次实现地市级统筹；同时，可将大病保险、风险基金等不同险种和基金率先统筹到地市级别，提升共济能力；经济水平差异不大，医疗服务资源分布较为均匀的省市可考虑省级统筹。

（3）筹资机制。实行缴费型医疗保障筹资模式，以家庭为筹资单元，建立与经济社会发展相协调、与农村居民基本医疗需求相适应、与农村居民收入水平挂钩的动态筹资增长机制，以及国家、社会力量和农村居民个人责任明确、分担合理的分担机制。在个人缴费层面，实行"自由选择＋弱者倾斜"，允许自由选择险种的统筹模式有利于参保人基于自身收入约束和预期健康受益做出福利最大化选择，有利于缩小城乡福利差异。在统一的医疗保障制度框架下，可考虑对筹资和相应待遇分为两档，居民可选择其中一档参保。

（4）补偿机制。以大病统筹为主，实行门诊统筹和住院统筹基金的科学分配，提升门诊补偿水平，鼓励农民及早治疗小伤小病。随着基金规模的扩大，提高住院报销比例，改革支付方式。随着疾病谱的变化，逐步提升慢性病和特殊疾病门诊补偿受益程度。

（5）经办服务。建立城乡一体化的经办服务体系，有条件的地区率先实现保费的征缴与地税相结合，尚不具备条件的地区，在一元经办的体系下，充分利用已有的新农合管理网络，能够保证平稳运行新的农村医疗保障制度。发挥市场作用，引入保险公司等经办力量，开展服务工作。另外，国家医疗保障局的成立和异地就医结算的开展，为医疗保险关系转移接续提供了历史的机遇，基于已有的经验探索，建立适当的转移接续调剂金，统筹转入和转出地基金的收支平衡，能够减少利益摩擦。从而整合社会资源，协同推进农村医保制度建设。

（6）协议管理和支付方式改革。采取"协议"方式，面向社会各类医院公开招标购买医疗服务，除政府选定的公立医院外，其余的医疗机构都可以平等竞争，参与"医疗保险协议医院"的投标，取得协议资格者，与医疗保险管理机构签订协议，为医疗保险病人提供医疗服务，与医疗保险机构进行费用结算。改革支付方式方面，采取"预付制"，即按人头预算、分期支付和绩效考核等混合式支付方式，制定全国统一的"医疗保险病种临床路径和价格指导意见"，推进DRGs，从根本上改变提供方的经济激励机制。解决过度服务的问题，杜绝大处方、不合理用药、不合理检查等问题。

（7）信息系统。建立架构完整、功能健全、接口完备的医疗保障信息系统，加强数据共享，具备参保登记、基金收缴、补偿报销、出院结算、决策服务功能，能够灵活地实现国家、省、地市不同层级信息系统对接，与医疗机构等相关信息系统进行数据交换，实现业务协同。挖掘大数据的价值，对医疗费用的发生进行智能监控，对定点药店购销行为进行全过程监管，提升医保治理水平。

（二）优化公共卫生服务模式，坚持医疗、医药、医保三改同步

2003～2008年，新农合制度试点期间，各级政府安排了216亿元，实施农村卫生服务体系建设与发展规划，对县、乡、村三级卫生机构进行了建设和改造，改善了农民就医看病条件，基层医疗卫生服务机构能力得到明显提高，促进了医疗卫生资源配置的优化。同时，实施国家基本药物制度，引导基层使用基本药物，并实行基本药物零差率销售，所有药品一律按照进价销售，提升基本药物的报销比例。原国家食品药监管理局配合新农合制度的建设，狠抓农村药品质量监督网络和药品供应销售网络建设，为农村提供质量安全可靠、价格比较低廉的药品，取得了较好的成效。

2009年开始，国家开始实施基本公共卫生服务项目，以儿童、孕产妇、老年人、慢性疾病患者为重点人群，面向全体居民免费提供最基本的公共卫生服务，国家补助资金从每人每年15元增加至每人每年50元，减少了主要的健康危险因素，促进了居民健康意识的提高和不良生活方式的改变，逐步树立起自我健康管理的理念。经过多年的努力，农村地区基本公共卫生、基本医疗服务、基本药物制度和新农合制度四位一体的基本医疗卫生制度已经初步建成。

未来，国家医疗保障局将负责组织制定和调整药品、医疗服务价格和收费标准，制定药品和医用耗材的招标采购政策，监督管理医疗机构相关服务行为和医疗费用等，这为医疗、医药和医保的联动提供了充分条件。但同时医疗保障制度的发展离不开医疗服务体系建设，基本公共卫生、医疗服务和药品生产流通体系均会对医疗保障制度建设产生直接和间接的影响。围绕医保、医药、医疗三医联动建议如下：

（1）加大财政投入，优化公共卫生服务提供方式，积极开展疾病预防工作，基本公共卫生服务的预防接种、妇幼保健、传染病防控等项目具有较强外部性，政府投入从供给侧给予足够的补贴，减少疾病发生率；糖尿病、高血压的管理，针对疾病模式的转变，大力发展慢性非传染性疾病的防治工作，可提高医疗卫生系统的干预效率，减轻农民的疾病负担。

（2）医保通过补偿方案和支付方式的设计，有意识增强调节医疗资源配置的能力，引导医疗卫生资源的合理配置，从而建立起分级诊疗、合理施治的医疗卫生服务体系，提高基层尤其是偏远地区的医疗服务供给能力。强化基层医疗机构网底建设，补齐基层医疗机构服务能力差的弱项，实现"小病不出村，常见病不出乡，大病不出县"。改革基层医疗机构绩效考核分配机制，提升乡村医生薪酬水平。改革支付方式，逐步采取DRGs等预付制，从根本上改变提供方的经济激励方式。加强对医疗服务质量监督检查、考核评估和惩奖，不断完善医疗机构和药店的协议管理和质量监控，从制度和机制上监控服务质量，用政策手段引导医疗机构不断改善服务质量。

（3）医保与卫生健康、药监部门加强配合，完善基层医疗机构药品招标采购和配送制

度，确保乡镇卫生院和村卫生室能够得到安全可靠、价格低廉的药品，充分发挥中医药的防治作用，减轻农民负担，降低农村医疗保障基金的风险。规范药品定价和流通渠道，实施药品零差率政策，破除以药养医的补偿机制，控制药占比。

（4）发挥药品经济学在医疗健康保障体系制定和完善过程中的作用，并将药品经济学内容引入医疗保险目录的制定中。使得药物的准入有客观标准，药物的增加删除均有科学依据，药品使用与药品价格管理有机结合起来，使得医疗费用能够得到有效控制，保证患者就医的可及性，促进药品流通、使用的良性循环。建立药品流通、医疗服务、医疗保障互联互通的信息化网络，通过数据的共享、业务流程的监测，为药品、医疗服务价格和收费标准的制定提供数据支撑。

四、完善农村医疗保障制度相关法律法制，加强监管，保持制度的稳定性和连续性

15年来，新农合制度从提出、试点到推广主要通过政策文件推动，其规范化管理缺乏法律的支撑，然而，仅靠政策文件推动工作的做法不适应新农合的发展，难以与依法治国的国家方略相适应，当前也没有法律对包括基本医疗保障在内的医药卫生体制的组成部分作出明确的界定，新农合内涵一直在发生演变，迫切需要刚性更强、效力更高的法律法规对新农合相关主体的权利、义务、法律责任等作出清晰的界定，并建立相应的保障机制和违规处罚机制。

在监管方面，原卫生部门要求落实新农合三级公示制度，对县、乡、村三级按月公示参合农民门诊、住院补偿情况，建立了群众举报、投诉和违法违规的追究制度，利用信息化手段开展医疗费用的智能监控，对避免新农合基金的"跑冒滴漏"发挥了较好作用。但是，新农合管理经办队伍比较薄弱，机构建设、工作经费短缺，定点医疗机构覆盖到村级卫生室，经办和监管任务繁重，仍需提高医疗服务和医疗费用监管能力和监管水平。

国家医疗保障局成立后，强化了中央决策作用，确保基本医保能集中管理。未来应同步加强国家立法机关的作用，将医疗保障制度的确立与调整的权利，由行政机关过渡到立法机关。本轮国家机构改革后，基本医疗保险与养老、工伤保险管理的主体分开，其经办流程、筹资方式等均需要发生部分调整，原《中华人民共和国社会保险法》将发生部分调整，需要进一步制定《医疗保险法》等基本法律，对农村医疗保障制度性质、基本原则、管理体制、参保对象、筹资机制、待遇支付、基金管理、供方监管和法律责任等进行规范。法律的制定过程应充分听取和反映农民和相关劳动群体的诉求。此外，由于中国城乡、区域发展不平衡，应允许地方立法机关制定属于本地范围内的医疗保障法规政策。

基本医保的整合为监督管理的加强理顺了组织关系，能够确保医疗保障制度尤其是农村医疗保障制度在正常法制规范的轨道上运行，向预算平衡有监管，医方服务产出，内容

和服务质量有监督，医保主管与经办失职可问责的方向发展。与此同时，寄希望于未来的国家医疗保障局能够落实参保人群作为受益者对医疗保障制度的知情权、参与权、表达权与监督权，经办机构定期向社会公布基金收支、管理和参保人员待遇享受情况，参保人和参保单位具有查询参保信息、个人记录和对医疗保障基金运行进行监督等权利。

本章小结

在已有新农合制度广覆盖、保基本的基础上，借鉴政府主导、三医联动、多部门合力等新农合制度积累的优势经验，在乡村振兴战略实施的背景下，新的农村居民医疗保障制度将不断健全。寄希望新的农村医疗保障制度贯彻社会主义新时代以人民为中心、着力保障和改善民生的发展理念，使得农村居民获得感不断增强。坚持政府主导，引入市场活力，政府持续提供组织和资金的保障，形成覆盖全面、保障适度的多层次保障体系；在国家医疗保障局的主管下，多部门合力促进医药、医保和医疗制度联动改革；完善基本医疗保障制度相关法律，使得农村医疗保障制度的内涵将更加明确，稳定的筹资机制和明晰的法律制度将得以建立；通过创新医保经办方式实现基本医保的一体化管理，多元化、多层次的医疗保障机制增强农村居民抗大病能力，尤其是能够确保大病患者特别是贫困家庭受益。展望新的农村医疗保障制度，筹资能力和水平将会不断提高，城乡之间医疗保障受益程度更加公平，农民工、"双创人员"异地就医结算范围持续扩大；支付方式得到进一步改革，医疗服务的监管进一步强化，基层医疗机构服务能力不断提升。新的农村居民医疗保障制度将有效解决农村居民对医疗卫生服务不同层次的需要，减轻农村居民看病负担，提高农村居民健康素养和健康水平，让医保的福祉普惠大众。

新农合大事记年表

年份	出台政策	主要进展/内容
2001	《国务院办公厅转发国务院体改办等部门关于农村卫生改革与发展指导意见的通知》（国办发〔2001〕39号）	国务院体改办、卫生部、农业部等联合调研了农村医药卫生发展状况，指出经济转型时期农民面临新老传染病和慢性病的双重疾病负担，基层卫生机构设施条件差，难以满足农民的卫生服务需求，农村预防保健功能弱化，城乡居民健康水平差距显著，农民缺乏有效的健康保障办法，因病返贫、因病致贫问题突出，并提出探索建立新的农村医疗保障制度
2002	《中共中央国务院关于进一步加强农村卫生工作的决定》（中发〔2002〕13号）	国务院决定2002年后每年新增教育、卫生、文化等事业经费，主要用于农村，把解决农民看病难的问题，作为农村卫生工作的重点。并指出建立以公有制为主导的社会化农村卫生服务网络，由中央和地方政府共同出资建立医疗救助制度，解决贫困农民参加合作医疗的实际困难
2003	《国务院办公厅转发卫生部等部门关于建立新型农村合作医疗制度意见的通知》（国办发〔2003〕3号）	按照中央部署，各级政府及其有关部门积极推进新型农村合作医疗试点工作，在组织发动、完善政策、探索机制、规范服务等方面作了大量工作
	《关于实施农村医疗救助的意见》（民发〔2003〕158号）	针对患大病的农村五保户和贫困户家庭实行医疗救助制度

续　表

年份	出台政策	主要进展 / 内容
2004	《关于进一步做好新型农村合作医疗试点工作的指导意见》（国办发〔2004〕3 号） 《卫生部办公厅关于成立卫生部新型农村合作医疗技术指导组的通知》（卫办农卫发〔2004〕46 号） 《国务院关于同意建立新型农村合作医疗部际联席会议制度的批复》（国函〔2003〕95 号）	提出以家庭为单位参合，建立门诊家庭账户；建立部级联席会议制度，多部门协同推进工作
2005	卫生部办公厅关于印发《新型农村合作医疗信息系统基本规范（试行）》的通知（卫办农卫发〔2005〕108 号） 《关于完善保险业参与新型农村合作医疗试点工作的若干指导意见》（保监发〔2005〕95 号）	试点范围扩大至每个地（市）一个试点县（市、区），启动信息化建设
2006	《关于新型农村合作医疗信息系统建设的指导意见》（卫农卫发〔2006〕453 号）	试点工作进一步推进，县覆盖率超过 50%。加快推进信息系统建设
2007	《关于完善新型农村合作医疗统筹补偿方案的指导意见》（卫农卫发〔2007〕253 号）	提出规范统筹模式、合理制定补偿方案、规范使用基金、补偿范围等原则性要求
2008	《卫生部关于规范新型农村合作医疗健康体检工作的意见》 《新型农村合作医疗管理信息系统基本规范 <2008 修订版 >》（卫办农卫发〔2008〕127 号） 《财政部 卫生部关于印发新型农村合作医疗基金财务制度的通知》（财社〔2008〕8 号）	实现农业人口县（市、区）全覆盖。信息化体系逐步完善
2009	《关于深化医药卫生体制改革的意见》（中发〔2009〕6 号） 《财政部 卫生部关于印发新型农村合作医疗基金财务制度的通知》（财社〔2008〕8 号） 《卫生部关于调整和制订新型农村合作医疗报销药物目录的意见》（卫农卫发〔2009〕94 号）	新医改开始，提出构建全民医保体系；建立专有新农合基金财务制度，规范基金运行；建立调整药物目录的指导意见及应遵循的原则等，推动国家基本药物制度实施，规范新农合报销目录使用
2010	《关于开展提高农村儿童重大疾病医疗保障水平试点工作的意见》（卫农卫发〔2010〕53 号） 《国务院办公厅关于建立健全基层医疗卫生机构补偿机制的意见》（国办发〔2010〕62 号）	新农合进入提质增效新阶段，重大疾病保障制度开始试点
2011	《卫生部办公厅关于开展国家新型农村合作医疗信息平台建设试点工作的通知》（卫办综函〔2011〕1150 号）	重大疾病保障范围持续扩大，国家新农合信息平台建设完成

年份	出台政策	主要进展/内容
2012	《关于商业保险公司参与新型农村合作医疗经办服务的指导意见》（卫农卫发〔2012〕27号） 《关于推进新型农村合作医疗支付方式改革工作的指导意见》（卫农卫发〔2012〕28号） 《卫生部关于加快推进农村居民重大疾病医疗保障工作的意见》（卫政法发〔2012〕74号） 《关于开展城乡居民大病保险工作的指导意见》（发改社会〔2012〕2605号）	新农合重大疾病保障范围扩充到20种疾病，城乡居民大病保险开始试点，内部管理和外部衔接同步提升
2013	《国务院办公厅关于巩固完善基本药物制度和基层运行新机制的意见》（国办发〔2013〕14号）	建立基本药物制度，推进基层医疗卫生机构综合改革的全面推进
2014	《国家卫生计生委办公厅关于做好新型农村合作医疗几项重点工作的通知》（国卫办基层发〔2014〕39号）	新农合大病保障范围扩充到22种疾病，农村居民大病保险试点覆盖率超过50%。新农合统筹地区内部基本实现了信息化管理和医疗费用的即时结报
2015	《国家卫生计生委、财政部关于做好新型农村合作医疗跨省就医费用核查和结报工作的指导意见》（国卫基层发〔2015〕46号） 《国家卫生计生委办公厅关于全面推进国家新型农村合作医疗信息平台建设工作的通知》（国卫办基层函〔2015〕870号）	试点经由国家平台实现新农合跨省异地就医直接结算工作；城乡居民大病保险进入全面实施阶段
2016	《国务院关于整合城乡居民基本医疗保险制度的意见》（国发〔2016〕3号） 《国家卫生计生委关于做好整合城乡居民基本医疗保险制度有关工作的通知》（国卫基层发〔2016〕5号） 《关于印发全国新型农村合作医疗异地就医联网结报实施方案的通知》（国卫基层发〔2016〕23号） 《人力资源社会保障部 国家卫生计生委 民政部 财政部 中国残联关于新增部分医疗康复项目纳入基本医疗保障支付范围的通知》（人社部发〔2016〕23号） 《国家卫生计生委办公厅关于印发新型农村合作医疗跨省就医联网结报转诊流程与信息交换操作规范（试行）的通知》（国卫办基层函〔2016〕900号） 《关于做好国家谈判药品与新型农村合作医疗报销政策衔接的通知》（国卫办基层发〔2016〕39号） 《国家卫生计生委办公厅关于开展全国新农合基金监管专项督查工作的通知》（国卫办基层函〔2016〕1287号）	医疗康复项目纳入基本医疗保障支付范围；新农合异地就医联网结报工作进入全面实施阶段，2016年底，实现系统上线并成功实现参合农民跨省就医直接结算；根据国家药品价格谈判结果及时调整新农合报销药物目录，提高患者用药可及性和可负担性；加强异地就医票据审核，地方新农合平台与国家级新农合信息平台互联互通

续 表

年份	出台政策	主要进展/内容
2017	《国家卫生计生委办公厅关于协调医疗机构做好异地就医费用核查工作的通知》（国卫办基层发〔2016〕55号）	新农合异地就医联网结报服务实现全覆盖，定点医疗机构扩展到31个省（区、市）；引入互联网金融等社会资源，提升新农合管理服务水平；实现大病保险全覆盖
	《国家卫生计生委办公厅关于组织签署城乡居民基本医疗保险（新农合）跨省就医联网结报服务框架协议和举办异地结报培训班的通知》（国卫办基层函〔2017〕128号）	
	《国家卫生计生委办公厅关于开展城乡居民基本医疗保险（新型农村合作医疗）跨省就医结报服务框架协议签署工作的通知》（国卫办基层发〔2017〕6号）	
	《关于进一步加强医疗救助与城乡居民大病保险有效衔接的通知》（民发〔2017〕12号）	
	《国家卫生计生委办公厅关于加快推进城乡居民基本医疗保险（新型农村合作医疗）跨省就医联网结报工作的通知》（国卫办基层函〔2017〕355号）	
	《国家卫生计生委办公厅关于印发城乡居民基本医疗保险（新型农村合作医疗）跨省就医联网结报定点医疗机构操作规范（试行）的通知》（国卫办基层发〔2017〕17号）	
2018	《中共中央关于深化党和国家机构改革的决定》	组建国家医疗保障局。将人力资源和社会保障部的城镇职工和城镇居民基本医疗保险、生育保险职责，国家卫生和计划生育委员会的新型农村合作医疗职责，国家发展和改革委员会的药品和医疗服务价格管理职责，民政部的医疗救助职责整合，组建国家医疗保障局，作为国务院直属机构
	《深化党和国家机构改革方案》	